PROCESSAMENTO AUDITIVO
Uma nova abordagem

Dados Internacionais de Catalogação na Publicação (CIP)
(Câmara Brasileira do Livro, SP, Brasil)

Machado, Sylvia Freitas
    Processamento auditivo : uma nova abordagem / Sylvia Freitas Machado. - São Paulo : Plexus Editora, 2003.

    Bibliografia.
    ISBN 978-85-85689-72-8

1. Audição 2. Audição - Testes 3. Audiologia 4. Audiometria da fala 5. Fonoaudiologia 6. Percepção da fala I. Título.

03-2446   CDD-612.85

Índices para catálogo sistemático:
1. Processamento auditivo : Avaliação : Fundamentos neuropsicológicos : Fisiologia : Ciências médicas   612.85

www.summus.com.br

EDITORA AFILIADA

Compre em lugar de fotocopiar.
Cada real que você dá por um livro recompensa seus autores
e os convida a produzir mais sobre o tema;
incentiva seus editores a encomendar, traduzir e publicar
outras obras sobre o assunto;
e paga aos livreiros por estocar e levar até você livros
para a sua informação e o seu entretenimento.
Cada real que você dá pela fotocópia não autorizada de um livro
financia o crime
e ajuda a matar a produção intelectual de seu país.

PROCESSAMENTO AUDITIVO
Uma nova abordagem

Sylvia Freitas Machado

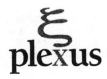

PROCESSAMENTO AUDITIVO
Uma nova abordagem
Copyright © 2003 by Sylvia Freitas Machado
Direitos desta edição reservados por Summus Editorial

Capa: **Lia Assumpção**
Editoração e Fotolitos: **All Print**

Plexus Editora
Departamento editorial:
Rua Itapicuru, 613 – 7º andar
05006-000 – São Paulo – SP
Fone: (11) 3862-3530
Fax: (11) 3872-7476
e-mail: plexus@plexus.com.br

Atendimento ao consumidor:
Summus Editorial
Fone: (11) 3865-9890

Vendas por atacado:
Fone: (11) 3873-8638
Fax: (11) 3873-7085
e-mail: vendas@summus.com.br

Impresso no Brasil

Ao Machado, companheiro e amante, amigo de todas as horas.

Aos meus amores incondicionais: minhas filhas Mariana, Helena e Isabel. E, à Clara, a neta mais linda do mundo.

SUMÁRIO

Prefácio 9

Introdução 11

1   PERCEPÇÃO 19
Percepção da fala 25
Desenvolvimento perceptivo 27
O sistema auditivo 32
A visão biológica 33
Visão anátomo-fisiológica do sistema auditivo 36
A atenção 44
Dinâmica do desenvolvimento perceptivo e da atenção 54
Organização auditiva 58
Representação mental e memória 64

2   AUDIOMETRIA DA FALA 67
A lista de espondeus 74

3   PROCESSAMENTO AUDITIVO 79
Interpretando um processo mental 79
Distúrbios do processamento auditivo 85
Modelos operacionais de avaliação 90
Redundância e ruído 93

Controlando as variáveis em um teste 95

O que fundamenta um teste 99

Avaliando o processamento auditivo 102

O teste ssw 105

Descrição do teste 108

Revisando conceitos 112

Bateria de testes 117

ssw – Versão Machado 117

ces (Competitive Environment Sounds) 118

Fala no ruído 118

Fala filtrada 119

Fusão binaural 120

Performance na Intensidade – pi 120

4   TERAPIA E ORIENTAÇÃO 121

Atenção 124

Análise e síntese 125

Evocação e memória 127

Referências bibliográficas 137

Prefácio

Numerosos avanços têm sido realizados na área da avaliação do processamento auditivo durante os últimos 15 anos. A avaliação da percepção da fala é básica em quase todos os aspectos da audiologia, incluindo-se aí suas fundamentações teóricas e as pesquisas realizadas. Entender de que forma o ouvido humano funciona, o papel dos testes que utilizam material de fala no momento da administração e a influência que esse material pode ter sobre futuras decisões clínicas e terapêuticas é de fundamental importância para os profissionais da fonoaudiologia.

Os materiais de fala utilizados na avaliação têm características especiais na elaboração dos testes que continuam sendo desenvolvidos para atender às necessidades especiais de cada tipo de população sobre a qual o fonoaudiólogo atua em sua prática clínica diária. Esses materiais buscam atender às diferentes faixas etárias da população, às diferentes condições de escuta dos locais onde as pessoas vivem e às diferentes condições auditivas de cada indivíduo – normais ou deficientes auditivos. É praticamente impossível evitar o uso da fala como material de teste nas avaliações audiológicas. Diversos pesquisadores brasileiros desenvolveram materiais de fala para avaliar o sistema de comunicação; com seus estudos, permitiram a compreensão básica das pistas necessárias para que a percepção da fala ocorra mesmo nas mais distintas condições de escuta.

Os fonoaudiólogos, por sua vez, buscam avaliar a capacidade de perceber a fala de seus pacientes, com o intuito de poder ajudá-los realizando um melhor diagnóstico de seus problemas auditivos e, dessa forma, orientá-los para a intervenção mais apropriada. A literatura revela que testes específicos de processamento auditivo foram elaborados com objetivos bastante particulares, mas que muitos desses materiais foram sendo aplicados de formas e a populações para as quais nunca foram pensados. Outro aspecto bastante sério diz respeito à falta de padronização ou de conhecimento sobre pontos fortes e fracos de cada teste; essas questões têm a ver com o grau de confiança que cada teste merece ou ao qual faz jus.

Um dos objetivos deste livro é aumentar a consciência entre os profissionais sobre os assuntos relacionados à avaliação do processamento auditivo de forma que valorize os achados clínicos e não apresente diagnósticos que levem a um crescente número de falsos-positivos.

Este livro é o produto da reflexão e dos estudos da fonoaudióloga Sylvia Machado que, com a curiosidade e a humildade típicas de um bom pesquisador, busca as respostas para as inúmeras questões que surgem pelo uso clínico do material de fala por ela desenvolvido. Acredito que com esta obra a autora atende a uma necessidade do meio fonoaudiológico, pois apresenta os resultados de suas pesquisas e de outros pesquisadores de forma imparcial, mostrando o quanto a autora está aberta às novas questões trazidas pelos estudos realizados com seu material de fala.

Pela revisão sobre o funcionamento do sistema nervoso auditivo, a autora vai discorrendo sobre as questões relacionadas à percepção da fala, dos princípios do uso da fala como forma de medida da função auditiva e mais especificamente da forma como essas amostras de fala podem, e devem, ser usadas na avaliação comportamental da percepção auditiva.

Recomendo uma leitura cuidadosa para todos que desejem se aprimorar nas áreas da avaliação e da terapia dos distúrbios do processamento auditivo.

Profa. dra. Teresa Maria Momensohn dos Santos
Fonoaudióloga, PUC-SP

Introdução

A elaboração deste livro passa por alguns anos de prática avaliando casos e, principalmente, pelo processo de desenvolvimento de minha tese de doutorado, que ocorreu como qualquer outro trabalho científico: o conhecimento apropriado foi intermediado pelas leituras, pela prática e pela elaboração escrita do texto. Tanto as leituras quanto a prática e a produção do texto têm a marca individual do sujeito que lê, pesquisa e escreve. A marca é a história do sujeito, a sua identificação com a lógica e a sua criatividade ao produzir: assim se faz a história do conhecimento, ao se apropriar do que já é conhecido e transmitir o novo produto, num processo de interlocução.

Pela história individual passam e ocorrem as preferências por uma maneira de ver e pensar as coisas do mundo, ler e pensar textos, mobilizando a subjetividade dos interlocutores, de uma forma que pode aumentar ou diminuir a resistência à análise do produto do conhecimento. Embora o leitor seja livre para buscar o que quer ler, sempre há ocasiões em que a leitura é obrigatória e, por essa razão, as delimitações ora sugeridas assumem extrema importância.

Percepção auditiva ou da fala, aqui, não é entendida como compreensão do que se fala, mas como processamento central, uma função do sistema auditivo humano. Tal sistema remete ao estudo do sistema nervoso auditivo central, sistema funcional elementar do cérebro humano sem, no entanto, ser um livro específico da área neurológica, mas tão-somente um trabalho em que o estudo do funcionamento cerebral é fundamental para a compreensão da questão.

Nem se trata de estudar as funções mentais superiores, mas apenas de buscar entender uma função psíquica elementar, tendo como ponto de partida o contexto de testagem, envolvendo a estrutura estímulo-resposta e, portanto, numa linha experimental de conhecimento científico. O que será lido nas páginas seguintes é um estudo que procura explicar o processamento auditivo e investigar suas implicações no desenvolvimento da aprendizagem.

Não se trata, também, de um estudo audiológico, embora a base do trabalho tenha sido um instrumento desenvolvido por audiologistas para diagnosticar os distúrbios da audição central, o que tem obtido, nas últimas décadas, uma importância crescente no diagnóstico dos distúrbios do desenvolvimento da linguagem e da aprendizagem.

A preocupação principal do meu trabalho de doutorado foi a validação de um teste adaptado ao português, um instrumento utilizado por audiologistas para avaliar a audição central que, em estudo feito, testando crianças, buscou estabelecer os limites de seu uso na avaliação daquelas portadoras de problemas no desenvolvimento da aprendizagem. O ganho científico desse tipo de estudo tem sido o avanço na compreensão do desenvolvimento das funções mentais elementares, especificamente da função auditiva, identificando e descrevendo as habilidades do sistema nervoso auditivo central. Com a publicação deste livro, não só trago ao público uma boa parte da tese, como um pouco do que entendo por avaliação do processamento, uma bateria de testes de fala sensibilizada, com destaque para o teste SSW (Staggered Spondaic Words) – versão Machado, em português – e um pouco do que novos trabalhos científicos têm contribuído para o aperfeiçoamento do SSW.

Tratarei de percepção em geral com ênfase na modalidade auditiva, passando pela anátomo-fisiologia do sistema auditivo e pelas estratégias usadas para sua avaliação. É fundamental percorrer essa trajetória para aprofundar o estudo do processamento auditivo (ou da percepção da fala) e aprimorar a interpretação de uma bateria de testes com o propósito de avaliar e indicar estratégias para a terapia, quando necessária. São instrumentos audiológicos de extrema utilidade para os especialistas na sua prática clínica, e permitem a abertura para outras investigações, com crianças, jovens, adultos ou idosos, com lesionados ou, simplesmente, para dados normativos. Na época da tese, o SSW foi alvo de minha atenção, assim como sua aplicação em crianças, tendo pouquíssima experiência em pacientes adultos. Depois o teste tornou-se o meu preferido na prática clínica, por fornecer dados importantíssimos para a terapia fonoaudiológica ou psicopedagógica. É, de longe, o instrumento mais completo de avaliação do processamento auditivo.

Adaptar um teste para uso nacional, descrevê-lo como instrumento e mesmo descrever os tipos de resultados são tarefas relativamente simples. O problema maior começa no momento em que é necessário explicá-lo com uma teoria abrangente, escolhendo definições que viabilizem essa tarefa complexa.

Por exemplo, definir o que é percepção, em termos gerais, não leva a tantas dificuldades quanto as que encontramos ao tentar definir a modalidade auditiva. Sem entrar em detalhes, mas só para concretizar tal afirmação, os fatos auditivos na percepção da fala ocorrem em função do tempo, em seqüências temporais; são sons que se organizam no tempo, o que não é fundamental na modalidade visual, pois nesta os fatos ocorrem em função dos campos visuais e, portanto, organizados espacialmente. Apesar disso, é comum na literatura aplicar-se o mesmo conceito de discriminação e memória nas duas modalidades, desconsiderando inclusive que a organização das vias nervosas do cérebro é diferente para cada uma delas.

Na busca de fundamentação teórica sobre os processos perceptivos na criança, ainda é muito pouco o que se encontra na literatura psicoeducacional com referência à percepção da fala ou percepção auditiva. Até hoje são temas que ainda exigem muito estudo, tendo em vista a falta de referência na teoria e na prática educacional, em comparação com as preocupações que os aspectos relativos à visão causam nos educadores – seja a iluminação das salas de aula, seja a clareza do material didático impresso. A concepção da arquitetura voltada para edificações que se prestem a escolas não leva em conta a questão do ruído. Neste início de milênio, alguns autores têm levantado esse tema, demonstrando uma preocupação pertinente e necessária.

A criança, para progredir na escola, deve usar muito bem a audição e a visão; no que concerne à audição, a criança passa um longo tempo ouvindo a professora. Não é raro haver a necessidade de ela forçar sua voz para competir com os ruídos da cidade, o que acaba exigindo muito da audição e da atenção da criança, que precisa de muita clareza, tanto auditiva quanto visual.

Os tempos modernos trouxeram uma tecnologia fantástica, com a qual temos a nossa rotina diária encurtada. Ao considerarmos a modernidade desse ponto de vista, veremos que não só o tempo da rotina foi encurtado, mas também o tempo de algumas de nossas condições físicas; o desgaste que a poluição sonora, visual, das praias, da atmosfera etc. ocasionam em nossos organismos é algo bastante difundido, mas nem sempre considerado. E as novas condições dos ambientes domésticos e escolares, onde a criança aprende? De relance, sem nos determos profundamente na questão, poderíamos apontar que a criança dos tempos modernos aprende a ouvir, falar, ler e escrever em condições acústicas que lhe trazem muitas dificuldades. Além dos ruídos da modernidade, as construções são feitas com tijolos de concreto vazados, que não barram o ruído das ruas, das fábricas e tantos outros.

A triagem auditiva já bastante conhecida no nosso meio escolar, de suma importância em programas de conservação da audição, revela-se uma prática incipiente, especialmente na rede pública. Assim, os procedimentos realizados não são eficazes para detectar as dificuldades perceptivas, restringindo-se a uma avaliação da acuidade e do mecanismo do ouvido, ou seja, do funcionamento do órgão sensório do sistema auditivo. Com certeza deve haver alguma influência na percepção, só não se sabe qual, com a abrangência do efeito das mudanças que a modernidade está ocasionando no comportamento auditivo das crianças. A triagem pode contribuir de forma eficaz para esse conhecimento, desde que seja sistemática e obrigatória nas escolas, incluindo a imitanciometria, pois é possível que a verificação do reflexo do músculo estapediano, quando não há resposta, seja a única pista para levantar a hipótese de um distúrbio de processamento. Mas essa não é uma questão a ser tratada profundamente aqui: o que se quer é estudar o aspecto perceptivo da audição, seus fundamentos e como avaliá-los.

Ao ser introduzida uma abordagem nova num problema científico é fundamental a criação de novos métodos de investigação e análise. Não basta apenas modificar os métodos já utilizados para se analisar o problema; ao contrário, o que é necessário é uma visão nova, e, para tanto, um método novo.

O primeiro passo a ser dado para mudar o ponto de vista é se afastar cautelosamente do que já se conhece, traçando planos paralelos, estabelecendo analogias conceituais, fazendo conexões com a realidade conhecida. Na tese, o primeiro plano traçado foi a adaptação de um teste para estudar a percepção auditiva em crianças, tendo como conseqüência dessa prática uma visão nova da percepção auditiva, a qual mostrava diferenças marcantes do processo visual. O plano de estudos da tese foi feito de forma paralela ao que vinha sendo feito nas pesquisas sobre percepção visual. A análise era feita em três níveis: primeiro, analisar as funções da percepção; segundo, os princípios operacionais que desempenham tais funções; e, num terceiro nível, analisar os mecanismos que sustentam a função perceptiva.

Da mesma forma neste livro, a organização se orientou abordando, primeiro, as funções e os princípios operacionais da percepção auditiva, depois os mecanismos que sustentam a função perceptiva da audição, em seguida os distúrbios no processamento e, no final, o teste SSW e uma pincelada sobre a abordagem terapêutica. Os dados que o teste SSW traz assumem enorme importância no estudo da anátomo-fisiologia da audição. Esse teste possibilita a avaliação do funcionamento independente das vias nervosas – direita e esquerda – do sistema auditivo (o mecanismo que sustenta a função perceptiva) e, pelo desempenho de crianças entre 5 e 11 anos pode, inclusive, revelar o nível de maturidade da função auditiva.

O nome do teste – Staggered Spondaic Words Test, tradução literal: Teste das Palavras Espondaicas Sobrepostas – refere-se ao modo de apresentar os estímulos: são dois, diferentes, apresentados, simultaneamente, um em cada ouvido. Por isso, é possível avaliar de forma independente a função de cada via nervosa auditiva, pois cada uma vai processar estímulos diferentes, revelando o desempenho do paciente no processamento auditivo em caso de dificuldades.

A fala, nesta obra, não é vista como comunicação, e percepção da fala não tem o mesmo significado que compreensão da linguagem. A palavra, tomada como elemento real para testar a função das vias do sistema nervoso auditivo, não é constituinte de uma comunicação verbal: é a palavra morta no dicionário, pois não tem marcas que indiquem movimento do pensamento. Serve para uma tarefa auditiva de escutar, identificar palavras que fazem parte do vocabulário do cotidiano, dentro de um teste com objetivo experimental, sem a conotação de enunciado, mas tão-somente de sinal de fala.

A questão aqui não é a de adjetivar a definição de percepção, mas sim de conceituar a modalidade auditiva, mudar o paradigma usando um instrumento de conhecimento científico, fazer um processo epistemológico, percorrer o aspecto essencial do sistema auditivo: a percepção dos sons da fala (o que representa a diferença fundamental na qualidade da audição no homem e no animal).

1

Percepção

Perceber é identificar algo conhecido, previsível, uma mudança no meio ambiente que leva a uma mudança no comportamento de quem percebe. Todos os aspectos do comportamento humano podem ser influenciados pelo que é percebido – sentimentos, aprendizagem, comunicação, pensamento etc. O contexto e o conhecimento anterior das informações são decisivos na predição e na reação ao sinal detectado pelo sistema sensório.

Percebemos "conjuntos de estímulos", e não sinais isolados, descontextualizados. São padrões com significado particular que levam a respostas organizadas, racionais, apropriadas. As informações do ambiente representam situações complexas já experimentadas, e para se ter consciência delas não há necessidade de relatar como foi cada uma dessas experiências. A representação faz isso: é um relato em estado de consciência; é a soma das experiências anteriores que vão sendo representadas na mente durante uma vida inteira. Cada experiência nova requer uma resposta nova, numa sucessão que só finda no momento em que o sistema perceptivo não analisa mais porque o sistema sensório não exerce mais a sua função de interface entre o mundo externo e o interno.

Perceber é um processo psíquico interno que para ser determinado objetivamente deve corresponder a algumas condições que podem lhe dar o *status* de percepção verdadeira, e não de alucinação. Por isso, a existência objetiva desse processo psíquico só pode comprovar-se por meio de uma atividade correspondente. A percepção pressupõe a existência de um objeto real que atua imediata e diretamente sobre nossos órgãos sensórios; é sempre perceber algo material (uma fala, um objeto, uma expressão facial, um gesto, um toque, um texto, notas musicais, desenhos), produzido sob certas condições reais.

Assim, perceber é uma característica da mente humana, capaz de dirigir a atenção para fatos do mundo externo, identificar pistas ou informações, desde que já tenham uma representação mental e, por isso, os eventos percebidos são previsíveis mediante poucas pistas. É uma possibilidade da mente que facilita o conhecimento e reconhecimento de eventos perceptíveis, de natureza sensorial, afetiva etc.

Conhecer a percepção já foi objeto de inúmeros estudos, com enfoque no campo concreto ou no abstrato, concentrados principalmente na modalidade visual, e abordando o desenvolvimento da criança para exemplificar o que é "perceber". Como todos os outros aspectos da mente humana, a percepção também tem estágios de desenvolvimento que não acontecem todos ao mesmo tempo, mas se sucedem conforme ocorrem experiências subjetivas de contato com o mundo externo.

Perceber é tão natural para nós que nem nos damos conta do processo, da mesma forma que não nos damos conta de que nosso estômago está fazendo a digestão ou de que existem impulsos nervosos nas células cerebrais. Os órgãos sensórios exercem sua função quase independentemente da nossa vontade ou comando, basta ter a possibilidade; no entanto, estão na dependência de algo maior, de uma atividade mental superior.

Revendo o trabalho de Roth e Frisby, encontramos logo na introdução a ressalva de que vão estudar a percepção e representação com base em estudos feitos quase exclusivamente sobre a percepção visual. Apesar disso, o interesse nesse estudo está no ponto de partida epistemológico – o cognitivismo –, no método de estudo e na clareza das definições de percepção e representação mental. Definem percepção como um termo referente aos meios pelos quais a informação obtida do ambiente, por intermédio do órgão sensório, é transformada em experiências de objetos, eventos, sons, paladares. É importante destacar que, embora as modalidades perceptivas sejam estudadas isoladamente, perceber é, na maioria das vezes, integrar informações captadas por mais de uma modalidade perceptiva.

Para Roth e Frisby, as questões levam a três níveis de análise, necessários para compreender a percepção visual:

1. Qual a função que a percepção deve desempenhar? (A resposta para essa questão deve especificar a transformação que será a base para a ação reveladora de que houve percepção.)
2. Que princípios operacionais desempenham tal função? (A resposta para essa questão deve especificar o processo perceptivo e a representação mental requisitada.)
3. Que mecanismos sustentam tais princípios operacionais? (Para responder, é preciso especificar o mecanismo neuronal.)

Outro autor, Geert, define o processo de percepção como uma relação transformadora contínua entre o mundo externo percebido e a energia física que atua na mente. Esta definição leva a um modelo de desenvolvimento específico, visto que as modificações não ocorrem apenas nos primeiros anos de vida, preparando um "departamento" especializado em perceber determinadas energias – mas é uma relação de transformação contínua, que sempre está se modificando. Está claro que nos primeiros anos a transformação é muito acentuada e bastante nítida.

E mais, a relação cognitiva entre o homem e o mundo é chamada de percepção, assim como uma relação conceitual é chamada de pensamento, ou uma relação afetiva pode ser chamada de amor. Percepção é, portanto, um termo que se refere à existência de um relacionamento de base somática (sensorial) entre um organismo vivo e o universo, num sentido contínuo de conhecer e reconhecer fatos.

Não resta dúvida de que uma visão específica da natureza da percepção modela a estrutura de uma conseqüente teoria do desenvolvimento, ou vice-versa. Da mesma forma, o conhecimento científico das características cognitivas da percepção, seja da modalidade que for, deve ser ordenado pelos instrumentos cognitivos utilizados – teorias, modelos, suposições, métodos de inquisição etc. O conjunto de instrumentos científicos cognitivos provê não só um plano da organização na qual a cognição de outras pessoas se expressa, como também exemplifica, num sentido abstrato, esse processo.

O conceito de desenvolvimento da percepção não se aplica só ao processo da criança, mas também ao desenvolvimento do conhecimento científico, como princípio e objeto de cientificidade. Geert, de forma muito perspicaz, mostra essa relação entre o desenvolvimento perceptivo e o desenvolvimento do conhecimento científico, afirmando que nosso conhecimento científico

PROCESSAMENTO AUDITIVO

vai cada vez mais se tornando o objetivo na "locomoção" epistêmica, isto é, conforme estudamos, nossos pontos de vista paradigmáticos vão se modificando, tornando-se mais refinados, mais elaborados, sem implicar que sejam os únicos corretos, pois cada estudioso, da sua maneira, passa por essa "locomoção" epistêmica, dentro de sua pragmática.

Sanders, que desenvolveu um modelo auditivo, tem um enfoque eminentemente comunicativo, voltado para a habilitação da criança deficiente auditiva. Além de definir os aspectos físicos – visuais e auditivos – importantes para a compreensão do processo comunicativo, Sanders discutiu profundamente os princípios relevantes da percepção da fala. Sendo a interação um processo sincrônico, e o organismo humano incapaz de permanecer passivo na presença de uma manifestação complexa, como é a fala, esse envolvimento ativo será invariavelmente manifesto na forma de identificação, diferenciação e interpretação dos sinais. O resultado da consciência de nós mesmos envolvidos nesse mundo de sinais é o que Sanders entende como percepção da fala.

Os órgãos sensórios representam o estágio inicial desse desenvolvimento perceptivo – indivíduo e mundo de sinais. A função dos nossos sentidos de captar (identificar) informações, as quais serão processadas (interpretadas) sempre que forem diferenciadas de outras tantas, resulta num comportamento ou numa reação. Portanto, o sistema sensorial capta informações sobre mudanças específicas ou padronizadas que ocorreram no mundo, e a análise dessas informações leva a um ajustamento, uma resposta, a ser ordenada de acordo com o conhecimento do indivíduo. As experiências anteriores possibilitam não só a identificação da informação, como também regem a reação resultante.

Esse conhecimento anterior da informação, contudo, cria expectativas: dificilmente um adulto vai se assustar com raios e trovões no meio da tarde, porque nuvens escuras já teriam coberto o céu; no entanto, um bebê ficaria muito assustado por não ter esse conhecimento anterior. Portanto, o conceito de percepção está sempre ligado à idéia de desenvolvimento.

O conhecimento anterior, a representação mental do evento percebido, a antecipação mediante algumas pistas do percebido etc. são elementos constantes na definição de perceber. É um relacionamento com o mundo externo e uma relação com o conhecimento anterior, já experimentado pelo ser humano. Por isso, esses dois aspectos – um físico e um sociocultural – são inerentes ao conceito de percepção. O físico em função do biológico, ou seja, se não há possibilidade de ouvir, ou de enxergar, não haverá percepção respectiva, auditiva ou visual. Esse é um fato lógico, tanto quanto é lógico que não se encontrem os mesmos resultados testando e comparando um sujeito surdo e um ouvinte. Da mesma forma, mas do ponto de vista sociocultural, os sujeitos que aprenderam a se comunicar, a conviver e a compartilhar conhecimentos em determinado grupo não estão habilitados a viver em nenhum outro tipo de grupo social, a não ser mediante ajustes.

Para entender o papel do processo perceptivo no desenvolvimento cognitivo, é importante refletir sobre as reações a eventos perceptíveis. A criança não reage a sinais isolados, mas sim ao contexto em que determinado sinal está incluído. Ao reconhecer um gato, a criança está identificando uma imagem mental envolvendo um conceito amplo; a título de simplificação podemos usar o termo "gatidade" para a representação do conceito "gato", ou seja, uma interação de todos os componentes da figura do gato, da sua presença e da experiência anterior. A cada identificação, mais atributos ou mais componentes são acrescentados na representação mental. E cada uso do conceito vai também acrescentar componentes na interação.

A representação mental inclui a interação de componentes diversos, os quais, em combinações também diversas, possibilitam a predição, a antecipação no reconhecimento da "gatidade", cada vez que entrar em contato com a situação – seja para compreender uma circunstância, seja para elaborar um discurso. A "gatidade" é uma entidade composta de informações que só podem ser concretizadas em um universo sociolingüístico. Esses componentes, ou atributos, ou pistas, ou informações são caminhos de duas vias – seja para reconhecer, seja para aplicar o conceito; eles mantêm relações conceituais com outros conceitos, mantêm uma interação entre si e mantêm a interação do sujeito com o ambiente.

A percepção é garantida por um sistema funcional, isto é, o conjunto de órgão sensorial mais vias nervosas envolvidas, que desempenha uma "tarefa invariável realizada por mecanismos variáveis, que levam o processo a uma conclusão sempre constante [...]" (Luria, 1992, p. 130). Ou seja, são estruturas diversas que engendram um mecanismo, o qual sustenta a função perceptiva com um objetivo único de processar informações físicas do meio ambiente.

Percepção da fala

O estudo da percepção auditiva, como é comumente referida na literatura essa habilidade de perceber essencialmente sons da fala, parte, em geral, de duas perspectivas – uma cognitivista e outra somática. A base das informações utilizadas por ambas está no material lingüístico apresentado, nas condições do ambiente, nas respostas e em uma análise idealizada das estratégias do processo de perceber. Os procedimentos de educação e reeducação, em geral, estão assentados sob tais observações diagnósticas.

A revisão específica sobre a percepção auditiva será feita abordando três temas fundamentais: 1) o que se entende por percepção auditiva ou da fala propriamente dita; 2) como se define o sistema auditivo, incluindo a anátomo-fisiologia; 3) o que se conhece sobre a avaliação da audição central ou processamento auditivo.

A percepção de diferentes sons, de maneiras diversas e ao mesmo tempo, é dada pelo sistema auditivo. Esse fenômeno complexo da extraordinária competência auditiva humana reflete uma hierarquia de funções e mecanismos para o processamento das propriedades físicas dos sinais acústicos que atingem o ouvido, desencadeando o processo.

A percepção auditiva ou da fala refere-se ao processamento de algo físico audível, que são sons padronizados e distribuídos no tempo. Assim como a percepção visual, a auditiva tem um domínio concreto e outro abstrato que determinam os critérios os quais nos levam a uma identificação, a um reconhecimento de padrões sonoros que ocorrem no meio ambiente. Embora as nossas percepções e o nosso conhecimento estejam estruturados em funções mentais superiores, para estudarmos tais aspectos partimos quase exclusivamente dos elementos do domínio concreto.

É fácil aceitar, sem questionamentos, que existe uma imensa variedade de sensações às quais somos expostos durante os dias de nossas vidas. Os objetos que vemos, os sons que escutamos, os odores, paladares, as temperaturas e texturas têm uma existência concreta no mundo ao nosso redor. Essas sensações não são visíveis, os nossos órgãos sensórios têm uma atividade que passa despercebida. Por isso temos de fazer uma comparação drástica: a atividade dos nossos órgãos sensórios fica despercebida até o dia em que perdemos um deles, pois só então poderemos avaliar o quanto são imprescindíveis e o quanto o mundo real fica reduzido na falta de um canal sensório. Para alguns animais, a audição é uma questão de vida ou morte; para o homem é uma questão de contato com o mundo sociocultural que nos cerca. As características morfofisiológicas do ouvido humano permitem, realmente, o desenvolvimento da função auditiva, mas somente a existência objetiva da linguagem explica esse desenvolvimento.

A percepção de sons da fala é a percepção dos fonemas organizados em seqüências particulares (palavras), organização esta que depende do sistema fonêmico da língua. As inúmeras experiências de ouvir a fala possibilitam a memorização dessas seqüências, a generalização dos critérios de sua organização, assim como reconhecimento em si. A organização interna desses arranjos seqüenciais em regiões específicas do sistema nervoso central, o que se entende por percepção auditiva, é uma função elementar do cérebro, que no homem tem uma relação direta com o desenvolvimento da linguagem.

Desenvolvimento perceptivo

A hominização, isto é, a passagem do símio para o homem, segundo Leontiev, se deu pelo trabalho. Em outras palavras, o que possibilitou a humanização dos nossos antepassados animais foi o trabalho. No processo histórico-cultural da hominização, o cérebro não só aumentou, como ganhou novas áreas corticais devido aos órgãos de atividade externa (motricidade) e aos órgãos do sentido (percepção – atividade interna). O trabalho, por sua vez, surge graças às atividades inter-relacionais de nossos antepassados símios, atividades essas limitadas pelas relações biológicas e cuja existência estava em função de um "reflexo psíquico da realidade". Já no homem, o reflexo psíquico é consciente, diferente do reflexo psíquico inconsciente do animal, porque a consciência humana pode distinguir a realidade objetiva do que é seu reflexo apenas. Isso possibilita o desenvolvimento da observação de si mesmo, levando à distinção entre o que é mundo real e suas impressões interiores. Depois do trabalho, e ao mesmo tempo, a linguagem, a segunda atividade essencial, transformou pouco a pouco o cérebro do macaco em cérebro humano que, apesar de semelhante, o supera de longe em tamanho e perfeição.

O órgão principal de trabalho do homem, sua mão, só pôde atingir sua perfeição graças ao próprio trabalho, e novos traços se refletiram no córtex cerebral, como conseqüência, na área de projeção motriz. O trabalho aqui deve ser entendido como uma atividade realizada em prol da sobrevivência com a característica de ser uma atividade compartilhada, diferente daquela realizada isoladamente em prol da sobrevivência, sem papéis distintos e sem colaboração.

Os órgãos do sentido, igualmente, foram aperfeiçoados sob a influência do trabalho e da linguagem, e de forma associada com o desenvolvimento do cérebro. O ouvido tornou-se capaz de perceber diferenças sutis entre os sons da linguagem articulada, assim como a visão tornou-se afinada para a leitura, a mão para a escrita e pintura, mostrando que o desenvolvimento do cérebro e dos órgãos do sentido agiu não só sobre o trabalho, mas também sobre a linguagem.

O ser humano, como qualquer ser vivo, reflete as características de sua espécie, adquiridas filogeneticamente no decurso da evolução do homem como gênero humano. Assim, explicar a atividade e o psiquismo humano consiste em analisar a relação entre essas particularidades e aquelas adquiridas durante o desenvolvimento das gerações anteriores e da sociedade.

Da mesma forma que as características culturais de uma sociedade estão fixadas nos objetos e instrumentos, no cérebro ficaram fixadas as faculdades intelectuais resultantes de novas habilidades motoras e sensório-perceptivas no processo de hominização. Por exemplo, a complexidade fonética das línguas está fixada nos traços articulatórios e na atividade do ouvido humano, delimitando suas características fundamentais.

As particularidades da atividade e do psiquismo humano transmitidas de geração para geração, reorganizadas e reproduzidas por cada indivíduo, estão fixadas na cultura da sociedade.

A atividade lúdica da criança pode ser considerada um trabalho se levarmos em conta aspectos tais como a co-participação do adulto ou a co-autoria de seus parceiros de idade nas brincadeiras, exatamente o mesmo que ocorre na atividade de trabalho adulto em que existe uma rede de interdependência de ações e parcerias. Se a criança não tem atividade interacional, com resultados satisfatórios, ela não se apropria do conhecimento, não se satisfaz e acaba perturbando o adulto, pois só podem ser consideradas interações aquelas resultantes da influência atrativa dos fenômenos sociais, numa relação de tropismo – em que a troca de energia é orientada em função de um estímulo, caracterizando uma sincronia (como a planta que se movimenta na direção da fonte de luz).

Os estudos sobre o desenvolvimento fonético e fonológico da criança pequena, como afirma Lier, floresceram seguindo questionamentos quanto à possível continuidade entre o desenvolvimento das produções sonoras do bebê desde o nascimento e o desenvolvimento da fala quando esta começa a se manifestar. Desde os anos de 1970, quando as pesquisas tomaram novos rumos dada a emergência das teorias interacionistas, os pesquisadores têm tido como tarefa integrar as produções do bebê em seu primeiro ano de vida com o posterior desenvolvimento da linguagem, passando a ser entendido, o primeiro ano de vida, como um período de experiências efetivamente lingüísticas, e não como uma fase de latência da linguagem.

Um dos aspectos mais difíceis desse período é o que se refere ao estudo da relação entre as mudanças que ocorrem na percepção auditiva e na produção vocal do bebê durante o desenvolvimento, cujas explicações variam conforme a linha teórica adotada.

A noção de estágio ligada à idéia de períodos estanques, diferentes entre si e hierarquicamente relacionados, implicando as fronteiras dos estágios iniciais e finais, foi abandonada por completo com o advento das teorias ditas interacionistas, surgindo então a visão de processo de desenvolvimento em função das experiências comunicativas.

A ação comunicativa que se instala no ambiente em torno do bebê, e que é inerente a qualquer interação social, refere-se ao fato de que nós humanos somos capazes de reagir aos sinais detectados no ambiente e interpretá-los de acordo com nosso conhecimento. Essa interpretação é uma ação, o que será um sinal detectável também, gerando uma interpretação, que será um novo sinal que gera outra interpretação, e assim por diante; a cadeia está instalada e é chamada ação comunicativa. Todos os sinais produzidos por nós humanos são manifestações externalizadas da atividade mental e, ao mesmo tempo, são o que a atividade mental detecta (tropismo). Esses sinais que a atividade mental produz e detecta são apropriados por mecanismos inter e intra-subjetivos, isto é, tudo o que acontece no contexto sociocultural (intersujeitos) poderá ser apropriado pela mente humana.

A experiência comunicativa que se instala entre o adulto e o bebê, desde o seu nascimento, é base da experiência lingüística da criança, que estabelece uma estrutura primitiva fundamental nas interações. Por um lado, tem-se a experiência comunicativa como base para a constituição das interações e, por outro, está a linguagem com a mesma estrutura primitiva, ou seja, tanto o agir comunicativo quanto a linguagem estão nas experiências interacionais. A diferença está na época em que podemos analisar uma e outra: a experiência comunicativa pode ser observada e descrita desde o nascimento, e a linguagem só quando a criança pode usar os sons da fala constituídos como objetos lingüísticos.

Esse é um ponto de vista bastante amplo, que inclui a análise do processo perceptivo em suas particularidades e seu desenvolvimento, começando pela função da atenção, sua dinâmica, a organização da função auditiva. Inclui, também, uma visão da função da representação mental e da memória.

A conceituação envolvida na análise do processo perceptivo é fundamental tanto na interpretação de testes que investigam o processamento auditivo quanto na terapia (fonoaudiológica ou psicopedagógica), seja na habilitação do deficiente auditivo, do indivíduo afásico, ou da criança com distúrbios de aprendizagem.

Vygotsky apontou que a psicologia de sua época estava mais preocupada em analisar e descrever o comportamento como um objeto estável e fixo, repartido em elementos, esquecendo-se de analisar o processo em si, e assim, impedindo que nos concentrássemos no produto de desenvolvimento de determinado comportamento e no processo de estabelecimento das formas superiores da atividade mental, numa análise dinâmica.

Os distúrbios da comunicação e da aprendizagem foram abordados, até pouco tempo, da mesma forma que a psicologia analisava o comportamento: como um objeto fora do sujeito, repartido em aspectos receptivos e expressivos, com etapas de desenvolvimento hierarquicamente relacionadas.

O advento do pensamento socioconstrutivista, interacionista, foi decisivo na mudança da abordagem terapêutica, trazendo aos profissionais a possibilidade de focar a atenção nos aspectos co-participativos da díade terapeuta/paciente, uma vez que a linguagem é uma experiência única e histórico-social daquele sujeito. Prestar atenção no processo do paciente faz com que a dupla possa trilhar o caminho da construção da linguagem socialmente aceita e partilhada em colaboração, em co-autoria.

O sistema auditivo

A audição é um sistema funcional que serve para receber as vibrações sonoras e convertê-las em sinais apropriados para a transmissão ao longo das fibras nervosas do cérebro. O processamento complexo desses sinais no sistema nervoso auditivo central é o mundo perceptivo do som.

A audição pode ser abordada de dois pontos de vista, discutidos a seguir.

A visão biológica

Numa visão biológica do comportamento, segundo Sanders, a audição é um subsistema psicológico do organismo, como o são a visão, o olfato, o tato, o paladar, os quais, muitas vezes, atuam em conjunto, o que possibilita ao organismo interagir com o ambiente. A mente lida com as aparências das coisas reais, apreendidas subjetivamente pelo sistema sensório, tornando-as produtos da apropriação do conhecimento, capacitando-nos a perceber diferentes estímulos, em diferentes ocasiões, como sendo os mesmos, e até a perceber diferentes sinais como se estivessem presentes mesmo quando não estão. Os subsistemas estão organizados independentemente, mas com uma finalidade comum, que é o propósito de cada órgão sensório internalizar dados sobre o que está acontecendo no ambiente.

Embora sejam estrutural e funcionalmente diferentes, todos os nossos órgãos sensórios participam de uma função comum e singular – a de ser a interface entre a subjetividade do organismo e a objetividade do mundo físico. Essa realidade física deverá ser alterada para ser compatível com a habilidade do sistema em processá-la, isto é, da mesma maneira que a digestão atua sobre os alimentos, quebrando-os e misturando-os aos seus próprios produtos químicos para serem aproveitados como nutrição para o corpo, os eventos físicos do mundo externo, que chegam ao sistema sensório-perceptivo, são transformados em potenciais de ação para o sistema nervoso.

Existe uma relação direta entre o padrão dos eventos do ambiente e o padrão resultante destes no sistema sensório-perceptivo, isto é, uma mudança dentro do sistema reflete, de certa forma, uma mudança ocorrida fora do organismo. Por isso, nossas percepções são, até determinado ponto, previsíveis e mensuráveis. As informações geradas por aspectos do sinal servem para restringir ou limitar as predições feitas pelo sistema sensório-perceptivo, levando-se em conta que para se fazer uma predição deve-se ter internalizado certa quantidade de informações a respeito do objeto ou evento, informações essas dadas pelas experiências que o organismo tem nas interações constantes com o ambiente. Assim, a informação refere-se a algum indício que restringe a escolha e, conseqüentemente, aumenta a possibilidade de uma predição correta.

Sanders utiliza o termo "modelo auditivo" para designar a interação desses fatores: de um lado, o sistema receptivo e, do outro, a organização do estímulo. Assim, fica mais fácil a compreensão do processo, pois um modelo não é, por si só, uma entidade, mas uma expressão das relações entre um número de componentes das entidades: sistema receptivo *versus* padrão-estímulo. Conforme mudam tais componentes, também as relações se modificam; se permanecerem constantes, os padrões serão os mesmos.

A corrente de informação irradiada no meio ambiente depende da receptividade tanto do meio na qual será conduzida quanto daquela dada pelos órgãos sensórios. Sanders sugere um bom exemplo: um sino tocando no vácuo será apenas visto e não ouvido, porque o meio não conduz ondas sonoras. Estendendo o exemplo do sino para a percepção da fala, pode-se afirmar que a criança surda não percebe a fala porque não tem o órgão sensório apropriado para captá-la. Pode perceber outros sinais da comunicação, gestos, expressões faciais, inclusive os movimentos dos lábios e as pistas acústicas mediante estratégias educacionais especiais.

A função perceptiva é "construída" por um sistema neurológico que inclui o próprio órgão sensorial, seus condutores – as vias nervosas – e a zona especializada do córtex, formando um conjunto analisador, uma unidade funcional.

A unidade funcional do sistema perceptivo da audição é revelada em diversos tipos e níveis de comportamentos que, em conjunto, compõem a competência auditiva do ser humano. Tais comportamentos são funcionais porque têm, na essência, a função de adaptar ou ajustar o homem ao mundo sonoro. Além disso, a competência auditiva reflete uma hierarquia de mecanismos que processam as propriedades físicas do som e, didaticamente, esses mecanismos podem ser "desenhados", conforme o diagrama hierárquico apresentado a seguir:

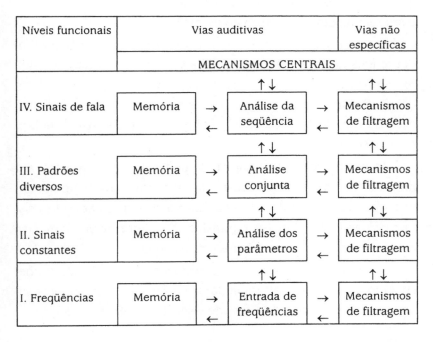

Figura 1. Modelo adaptado da organização intrínseca hierárquica dos mecanismos da audição, correspondendo o nível I "Freqüências" à função coclear, e seguem os níveis de análise do sistema nervoso auditivo central (Eisemberg, 1970).

Existem evidências, como já foi visto, de que um tipo de processamento especializado ocorre quando o sistema auditivo é atingido por sinais de fala, contrastando com o que ocorre quando outros sinais não lingüísticos são processados. Foi na década de 1970 que muito se avançou na compreensão do processo de percepção da fala. Hoje, é amplamente aceita a possibilidade de haver uma percepção categórica para os sinais de fala, segundo Leontiev, envolvendo detectores neurais responsáveis pelo processamento dos sinais de fala, numa perspectiva filogenética do desenvolvimento humano, isto é, da atividade que compreende atos de adaptação ao meio.

Segundo Luria, as áreas auditiva e visual cerebrais são fundamentais na formação dos processos cognitivos, mas nos adultos com linguagem e processos cognitivos complexos já bem desenvolvidos essas áreas perdem sua importância, pois, no caso de uma lesão, podem ser compensadas por sistemas funcionais superiores.

Assim, a percepção auditiva, do ponto de vista biológico, é o processamento dos sinais acústicos transmitidos pelas fibras nervosas do cérebro. Esse processamento ocorre, portanto, num sistema orgânico funcional que transforma as informações captadas pelos órgãos sensórios em experiências auditivas.

Agora, para aprofundarmos os estudos nessa linha de conhecimento, faz-se necessário relembrar informações importantes sobre o sistema auditivo do ponto de vista anatômico e fisiológico.

Visão anátomo-fisiológica do sistema auditivo

A importância de rever esse tema é conhecer o curso dos sinais no sistema funcional a serviço da audição, valorizando o desenvolvimento desse sistema na espécie humana, que vem acontecendo em milhares de gerações. O estado atual do sistema auditivo não foi sempre assim, como querem os inatistas: é fruto de um aperfeiçoamento filogenético. No homem, além da hereditariedade genética, existe a transmissão não-genética, que acontece pelo aprendizado, pelas experiências socioculturais. A superposição da estrutura dos analisadores sensoriais, responsáveis pelas diversas modalidades de percepção, é produto da evolução sociocultural.

O desenvolvimento embrionário – do tubo neural até a formação completa do cérebro – reproduz a evolução da espécie humana, como já vimos. Existe uma hierarquia nos níveis de processamento das informações. Assim como a formação da zona secundária depende da função da zona primária, a zona terciária depende do desenvolvimento da zona secundária, e esta, conseqüentemente, da zona primária. Uma alteração das zonas inferiores nos primórdios da vida leva ao desenvolvimento incompleto das zonas superiores, assim como no adulto, com as funções mentais superiores já formadas, as zonas corticais superiores controlam o funcionamento das zonas subordinadas.

Numa visão clássica, o sistema auditivo é dividido em três elementos constituintes:

- o sistema receptivo periférico;
- as vias auditivas que transmitem e integram os sinais acústicos;
- a estrutura cortical na qual a mensagem é decodificada.

Para facilitar a compreensão da descrição que se segue, a leitura pode ser acompanhada pelo esquema da Figura 2 a seguir.

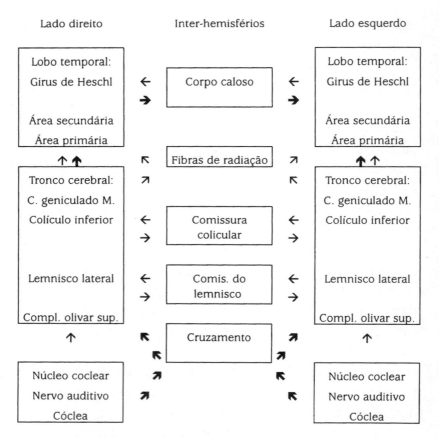

Figura 2. Esquema das vias nervosas auditivas. As vias cruzadas (➔), ou contralaterais, têm um número muito maior de fibras, no mínimo três vezes mais do que as vias ipsilaterais (➔).

O primeiro elemento constituinte, como em outros sistemas sensórios, tem a propriedade de permitir a influência de um fenômeno físico; assim, a vibração sonora atinge a cóclea, o órgão sensório da audição, uma estrutura óssea em espiral, por onde se estende a membrana basilar, desde a base até o ápice da espiral, recoberta pelas células ciliadas. Esses são os receptores mecânicos onde ocorre a transdução da energia mecânica (ondas sonoras) em geradores de potenciais (células ciliadas), que excitam as terminações nervosas cocleares.

Os sons de baixa freqüência ocasionam a movimentação de toda a membrana basilar, e os de alta freqüência provocam movimentos na porção inicial, ou basal, delimitando, assim, porções diferentes da membrana, para captar sons de gamas de freqüências diferentes. Os sons de baixa freqüência são detectados no ápice da membrana, e os de alta freqüência, na porção basal. Da mesma forma, as fibras nervosas que vão captar essas variações são especializadas em gamas de freqüências diferentes, fato este denominado "transmissão tonotópica" – isto é, tons diferentes são captados em porções diferentes da membrana basilar e transmitidos por fibras organizadas de acordo com a distribuição espacial dos tons desde a membrana basilar.

Em seguida, fazendo conjunto com a cóclea como primeiro componente do sistema auditivo, vem o núcleo coclear. No nível desse núcleo, onde terminam as fibras vindas da cóclea, ocorre o mesmo fenômeno de especialização das células ciliadas, de forma mais elaborada, pois a representação da cóclea, além de tonotópica (áreas especializadas em tons), é dupla no núcleo coclear. Isso mostra que uma lesão nesse nível não impedirá totalmente a passagem da mensagem sonora que se distribui nas duas áreas – anterior e posterior – do núcleo, onde estão conectados os tratos auditivos superiores.

A representação das freqüências no núcleo coclear depende da localização da fibra nervosa, em correspondência com a localização das células ciliadas na membrana basilar, num arranjo tonotópico, e com um potencial de ação relativamente sincronizado com a receptividade da membrana basilar.

Enquanto as freqüências dos sons têm uma correspondência com a localização das células ciliadas, a intensidade dos sons se faz em correspondência com o número de fibras que entram em ação, tendo, assim, um caráter espacial em sua representação no órgão sensório, dada pela extensão da área acionada. Quanto mais intenso o som, mais fibras entram em ação, sendo o inverso verdadeiro.

O segundo elemento constituinte do sistema é o conjunto das vias auditivas propriamente dito, composto pelas fibras nervosas que partem do núcleo coclear e seguem pelo tronco cerebral. Algumas das fibras vindas do núcleo coclear, correspondentes ao ouvido direito, seguem pelo tronco cerebral compondo a via direita – são vias ipsilaterais –, enquanto outras, numa quantidade bem maior, são vias cruzadas ou contralaterais, porque mudam para o lado esquerdo do tronco cerebral, compondo, então, a via cruzada à esquerda. A mesma arquitetura ocorre para o ouvido esquerdo – um número pequeno de fibras segue ipsilateralmente, e a maior parte cruza o tronco cerebral, seguindo contralateralmente. A função das vias auditivas no tronco cerebral é a de transmitir e estabilizar as variações potenciais que chegam ao núcleo coclear.

O sistema nervoso auditivo central é definido, em termos de limite anatômico, como tendo início na sinapse posterior do núcleo coclear, no nível do bulbo, projetando-se para a área primária do córtex auditivo, por meio das vias auditivas e de integração cerebelares, até as vias que conectam os dois hemisférios cerebrais, situadas no corpo caloso, as chamadas vias de associação. As vias auditivas passam por diversas estruturas do tronco cerebral e são também chamadas de vias centrais ou vias cruzadas.

Assim, o sistema auditivo central tem início a partir do núcleo coclear, das duas ramificações que são projetadas para os complexos olivares superiores (COS), um ipsi e o outro contralateral. O núcleo medial e lateral do COS tem células bipolares, isto é, uma mesma célula recebe informações ipsi e contralaterais do núcleo coclear; a importância dessas células bipolares é detectar a diferença de tempo e a intensidade dos sons que atingem os ouvidos, diferença essa dada pela distância entre os dois ouvidos; o ouvido mais próximo da fonte sonora recebe primeiro e o som é mais intenso. O processamento dessas informações – diferença de tempo e intensidade dos sons – permite ao ouvinte localizar de onde vem o som, caracterizando o COS como responsável pela localização da fonte sonora.

As fibras que saem do COS seguem pela estrutura do lemnisco lateral (LL), onde há mais um cruzamento de fibras da via esquerda para a direita e vice-versa, e atingem outra estrutura, o colículo inferior (CI). Entre os colículos (esquerdo e direito) existe uma comissura, por onde cruzam novamente algumas fibras, e seguem pelo pedúnculo até os corpos geniculares mediais (CGM). As radiações que partem desse ponto fazem conexão com o córtex auditivo primário, situado no girus de Heschl, no lobo temporal superior. Essa área primária, uma área de recepção porque ainda faz parte da transmissão tonotópica dos sinais, é bastante próxima da secundária, uma área de associação, também situada no girus de Heschl, sendo que esta recebe projeções que vêm dos corpos geniculares mediais, em via direta, e da área primária vizinha, pelo corpo caloso.

Entre o COS e o CGM, as fibras do trato auditivo fazem conexão com o complexo reticular (responsável pela inibição e facilitação de funções), importante para manter o indivíduo desperto, em estado de vigília. Esse processo neural tem uma composição complexa de vias aferentes e eferentes, que na atividade regulam o nível de vigilância, a resistência a interferências e a eficiência de detecção dos sinais.

A organização das vias auditivas mostra como e quanto a transmissão dos sinais captados é garantida. Havendo acuidade auditiva, isto é, sensibilidade do meio e do órgão periférico, haverá sempre algumas fibras para transmitir os sinais transduzidos. Além disso, existem evidências de que todos esses níveis têm a propriedade tonotópica, fato este que reforça a atribuição dada às vias nervosas auditivas do tronco cerebral de servirem para manter, estabilizar e amplificar o sinal.

No girus de Heschl existem muitas e variadas vias de associação inter- e intra-hemisféricas que se conectam com fibras do lobo frontal, occípito-temporal e parietal, ou seja, é onde se dá a interligação dos sistemas perceptivos pelas fibras de radiação e as do corpo caloso, fazendo jus à denominação de área de associação, que é o terceiro componente do sistema auditivo.

As áreas primárias dos hemisférios direito e esquerdo recebem os sinais acústicos, prolongando e estabilizando a transmissão do tronco cerebral para as áreas secundárias. A função das áreas primárias é, também, de projeção tonotópica, enquanto as áreas secundárias são responsáveis pela função gnóstica, de reconhecimento, de associação. Em termos neuropsicológicos, essas áreas secundárias de associação processam a fala com as informações vindas da análise e síntese fonêmica e do arranjo seqüencial dos fonemas, dependendo do conhecimento anterior. Os sons da fala, para serem diferenciados, precisam estar organizados de acordo com o sistema fonêmico da língua. A importância da área secundária pode ser vista nas conseqüências de uma lesão sofrida por ela: incapacidade de compreender a fala, de encontrar a palavra certa ao se expressar e/ou escrever, porque esses pacientes perdem os critérios de seleção, o "arquivo" do conhecimento de regras fonêmicas.

Tudo indica que na área secundária direita são processados os sons ambientais e musicais, e na esquerda os sons da fala. No cérebro do adulto normal, os dois hemisférios são complementares, e isso só pode acontecer porque interagem pelo corpo caloso, que é base dessa relação inter-hemisférica. O hemisfério esquerdo é dominante para a linguagem e a fala; é analítico, quer dizer, é dominante para o reconhecimento e processamento de informações seqüenciais. Já o hemisfério direito é dominante para reconhecer contornos, como a música, e informações do todo (gestalt). Existe assim uma variedade de processos em que cada hemisfério é especializado, mas não se pode deixar de salientar a importância da interação dos hemisférios, dada pela função do corpo caloso e de informações de outros sistemas, fornecidas pelas vias de radiação.

Esses são pontos fundamentais para preparar um procedimento de avaliação da percepção da fala bem como para interpretar os dados obtidos. A concepção do processo auditivo implica ter-se uma idéia prévia da sua estrutura anatômica e do seu mecanismo fisiológico.

Existem diferenças entre o sistema nervoso auditivo central e o sistema nervoso visual central e, para compreendê-las melhor, algumas observações rápidas precisam ser incluídas aqui. A estimulação cortical da visão segue um modelo espacial, com base nos campos visuais da retina. Esses campos são divididos em duas metades, numa linha vertical: metade nasal (interna, próxima ao nariz) e metade temporal (externa). E em quatro quadrantes, numa linha horizontal: os quadrantes superiores e os inferiores. As fibras de projeção da retina oriundas das metades temporal esquerda, do olho esquerdo e nasal esquerda do olho direito, a partir do quiasma óptico, formam a via central direita, enquanto as fibras oriundas das metades temporais direitas, do olho direito e nasal direita do olho esquerdo formam, a partir do quiasma, a via central esquerda. Assim, um impedimento em uma das vias centrais da visão resulta em perda do campo direito ou esquerdo, podendo ser em ambos os quadrantes ou apenas num deles, superior ou inferior. A representação mental das imagens visuais depende, única e exclusivamente, da fusão das informações bilaterais, enquanto a representação das imagens acústicas é sempre bilateral e independente, ou seja, as informações são transmitidas por completo em cada uma das vias. Quando há perda, as informações auditivas são subtraídas em termos de clareza, enquanto as visuais em termos de porções (quadrantes).

Portanto, estruturalmente, as vias centrais de transmissão da informação acústica e visual são diferentes, resultando em maneiras diferentes de processamento, pois não há representação completa de cada ouvido no hemisfério cerebral contralateral, como ocorre com a representação de cada campo visual por completo no hemisfério contralateral. No caso da audição, a representação de cada ouvido se dá em cada um dos hemisférios, havendo apenas o predomínio de fibras nas vias contralaterais.

A ATENÇÃO

A atenção é uma força ideal de caráter mental, o que implica que o comportamento, particularmente o perceptivo, sempre contém um aspecto de seletividade e um aspecto de intensificação.

PROCESSAMENTO AUDITIVO

Os processos mentais estão organizados com base no que se chama atenção.

O mundo mental não é contemplativo: é pela sinalização que a mente constrói o conhecimento. E este tem uma influência cada vez maior sobre as percepções conforme a criança vai se desenvolvendo. Quando se fala em transformar a energia do mundo real em energia nervosa ou informação significa que tal energia nervosa é um produto do processamento neural, como os nutrientes dos alimentos são aproveitados pelo organismo após a digestão (não é a maçã que entra no metabolismo, mas os seus nutrientes resultantes do processo digestivo).

Definir o que é percepção, em termos gerais, não leva a tantas dificuldades quanto as que encontramos ao tentar definir a modalidade auditiva. Sem entrar em detalhes, mas só para retomar o que já foi visto, os fatos auditivos na percepção da fala ocorrem em razão do tempo, em seqüências temporais; são sons que se organizam no tempo, o que não é fundamental na modalidade visual, pois nesta os fatos ocorrem em função dos campos visuais e, portanto, são organizados espacialmente, podendo ser retomados sem haver repetição na maioria das vezes, o que não acontece com os eventos auditivos, que se acabam no tempo, só podendo ser repetidos quando houver disposição (ou reproduzidos se for gravação). Apesar disso, é comum na literatura aplicar-se o mesmo conceito de discriminação e memória nas duas modalidades, desconsiderando inclusive que a organização das vias nervosas do cérebro é diferente para cada uma delas.

Na busca de fundamentação teórica sobre os processos perceptivos na criança, é pouco o que se encontra na literatura psicoeducacional com referência à percepção da fala ou percepção auditiva. Isso é preocupante se fizermos uma comparação com as preocupações que os aspectos relativos à visão causam nos educadores – seja a iluminação das salas de aula, seja a clareza do material didático impresso. É fundamental que se analise a contribuição das condições acústicas da sala de aula da escola no desenvolvimento ou no agravamento dos distúrbios da percepção da fala, a clareza do professor como falante, além de outros tantos aspectos do agir comunicativo (pressupostos, intenções, funções).

A criança, para progredir na escola, deve usar audição e visão da melhor forma possível; no que concerne à audição, ela passa um tempo longo ouvindo a professora que, com freqüência, ao falar, concorre com os ruídos da rua e do próprio espaço escolar, forçando sua voz e exigindo muito da audição e da atenção da criança, que precisa de muita clareza, tanto auditiva quanto visual.

Como já mencionado, os tempos modernos, com sua tecnologia fantástica, modificaram nossa rotina diária, que ficou encurtada, e ainda não se conhece tudo, mas já o bastante para afirmar que nosso organismo tem sofrido um desgaste com a poluição sonora, visual, atmosférica etc.

Como o que nos interessa é o processo mental da percepção da fala, e como todo e qualquer processo mental tem por estrutura básica a atenção, abordar esse aspecto parece absolutamente cabível, e será fundamental na interpretação dos testes.

Entender o que é a atenção num processo perceptivo muitas vezes é difícil, pois parece que a explicação esbarra em conceito metafísico – como a afirmação de que "se trata de uma criança dispersiva" – que não leva a nada. No caso, seria necessário entender a direcionalidade da atenção em uma atividade e não em outra; a seleção do foco de atenção; a motivação; e outros aspectos que nos levem a explicações sobre o que é atenção.

Todo o processo terapêutico e educacional assentado numa abordagem socioconstrutivista e interacionista pressupõe uma atividade compartilhada que explora o conhecimento num crescendo, isto é, o terapeuta ou o professor caminha com a criança; estarão juntos descobrindo facetas do seu objeto de conhecimento. O saber não fica no professor ou terapeuta – adulto: fica na ação comunicativa dessa exploração partilhada, em que os sinais indicando a apropriação de parte do conhecimento pela criança fazem com que o adulto proponha uma nova faceta do conhecimento a ser explorada. Ou seja, como será visto a seguir, o foco de atenção de ambas as partes se desloca de forma compartilhada, conforme uma parte emite sinais e a outra interpreta esses sinais, em sincronia. Isso é a construção compartilhada dentro da visão interacionista, partindo do entendimento das funções comunicativas que permeiam as interatuações.

Em termos anátomo-fisiológicos a atenção está garantida pelas estruturas corticais, tálamo e tronco cerebral, num tipo de emaranhado de fibras chamado formação reticular, cujas propriedades anatômicas e neuroquímicas servem como matriz biológica e sistema ativador da atenção.

A formação reticular do tronco cerebral é composta por subnúcleos com características individuais (são diferenciados) que recebem um grande número de vias ascendentes e descendentes integrando uma quantidade significativa de informação neural. Essa composição possibilita o conhecimento constante do ponto de início do movimento, além de ter papel fundamental na modulação da excitabilidade de regiões talâmicas e corticais, o que vai influenciar a capacidade de processamento das informações no sistema nervoso. A formação reticular do tronco cerebral, quando comprometida, ocasiona os estados confusionais severos porque deixa de servir como referência e sistema modulador.

Os núcleos reticulares do tálamo recebem as informações do tronco cerebral e as repassam para o córtex. Em uma relação recíproca, dada pelas vias ascendentes e descendentes, repassam informações vindas de níveis superiores do cérebro. O córtex pré-frontal é o centralizador do processamento dessas informações, tendo, por isso, uma ampla rede de conexões.

A teorização da atenção proposta por Geert parece elucidar melhor o conceito, porque traz dados mais concretos para a compreensão do processo. Essa teoria é abrangente: profissionais de diversas áreas das ciências humanas que precisam compreender o funcionamento dos processos mentais podem tirar proveito dessa matéria, aplicando os conceitos em atividades educacionais, terapêuticas ou na interpretação do desempenho de seus alunos e/ou pacientes, seja nos testes ou nas atividades em geral.

Geert aborda o tema atenção partindo do aspecto da seletividade. Esse conceito não é uma escolha do tipo tudo ou nada, mas significa que em torno de um foco de atenção existe uma zona periférica (contexto, ambiente, interesse, motivação, função) que é processada numa intensidade decrescente, do ponto de vista espaço-temporal, conforme a distância do foco. O conteúdo da zona periférica é composto por outros pontos, que podem ser selecionados para se tornarem focos de atenção. Os pontos mais próximos do foco, com maior probabilidade de se tornarem foco, ou seja, os elementos do contexto, compõem a zona proximal, dentro da zona periférica.

A percepção, primariamente, está dirigida para o mundo externo (exceto a propriocepção). Qualquer ato perceptivo está dirigido para uma extensão física espacial e/ou temporal e, por ter uma direção, é compreendido como o aspecto de direcionalidade para o chamado domínio objetivo, ou externo, ou do estímulo.

Esse domínio também está dividido em foco e periferia, sendo esta última, da mesma forma, compreendida pelas zonas proximal e periférica propriamente ditas. É o mundo real, concreto, perceptível para todos.

Da mesma forma que o ato perceptivo envolve a direcionalidade para um estímulo específico, também funções específicas estão envolvidas, o que caracteriza o aspecto de seletividade da atenção. Cada ato perceptivo tem uma variedade de funções, determinantes do tipo de processo instalado. A atenção pode ter uma função focal quando estiver presente no foco, e não-focal quando estiver presente na zona periférica, dando um caráter de intensidade: mais atento e menos atento.

Todas as funções envolvidas no ato perceptivo formam um conjunto, o domínio subjetivo, ou interno, ou das funções da atenção. Igualmente ao domínio objetivo, o subjetivo também é dividido em foco e periferia, esta compreendida pelas zonas proximal e periférica propriamente ditas, como foi descrito acima a respeito do domínio objetivo. Os pontos mais próximos do foco compõem a zona proximal, os mais distantes, a zona periférica.

Assim, a atenção é um processo bipolar – sendo esta mais uma de suas propriedades. A bipolaridade está incluída nos aspectos de direcionalidade e seletividade. A atenção é bipolar tanto do ponto de vista intra-subjetivo quanto intersubjetivo, ou seja, internamente ao indivíduo os pólos do processo de seleção do foco de atenção estão na dependência dos domínios objetivo e subjetivo, da mesma forma que os deslocamentos do foco, vistos na interatuação dos indivíduos, estão no domínio objetivo (ambiente) e subjetivo (no produto da interação com o ambiente – ação comunicativa). Isso quer dizer que podemos estar atentos ao que ocorre dentro e fora de nossa mente, sem depender da ação das pessoas, assim como podemos deslocar o foco de atenção quando influenciados por e/ou influenciando outras pessoas.

O domínio da zona periférica associado ao foco específico compõe um conjunto espaço-temporal de possibilidades maiores ou menores de sucessores do foco. O conjunto mais próximo, digamos que seja de sons ou objetos do ambiente, compõe a zona de atenção proximal. As possibilidades desses sucessores variam conforme a distância, a saturação, a intensidade ou outros atributos. Em se tratando de um recém-nascido, por exemplo, quando a atenção estiver voltada para um objeto de cor forte, o sucessor em potencial deve estar próximo em termos de espaço e saturação de cor. Além da distribuição espaço-temporal dos sucessores, considera-se também a preferência perceptiva do sujeito, levando-se em conta a bipolaridade do processo.

Um exemplo, retirado de observações que fiz, há tempos, em uma escola, elucida a bipolaridade e a progressão na sucessão do foco de atenção. É o caso de um menino de 4 anos que, diante da exposição da professora sobre os equipamentos usados em caça submarina, não concordava com a explicação dada para a âncora: dizia que era um martelo, que servia para bater prego. A professora apresentou o objeto pela primeira vez enfatizando o nome do equipamento e usando como recurso gestos simulando o movimento de jogar a âncora para fora do barco, que parecia com o gesto de martelar. Uma vez estabelecida a polêmica, ou seja, se era uma âncora ou um martelo, a professora explicou novamente, e mais uma vez, e outra, o uso da âncora, enquanto ele insistia em dizer que era um martelo; depois de um tempo o menino se aproximou da âncora, finalmente concordando com a professora e pronunciando lentamente o nome âncora. Ao retornar para o seu lugar na roda, falou para si mesmo que parecia um martelo, ao mesmo tempo que gesticulava na tentativa de imitar a professora ao simular o ato de jogar a âncora.

O foco de atenção como processo bipolar faz com que o mundo subjetivo reconheça os eventos do mundo objetivo com suas referências e de acordo com a seleção do foco. Assim, foi difícil para o menino focalizar a atenção naquelas explicações sobre caça submarina e na palavra "âncora", pois além de ser algo completamente fora do seu interesse, a professora fez o gesto semelhante ao de martelar, e foi nessa referência que o menino focalizou a atenção – no gesto, e não na palavra nova, que trazia uma explicação desinteressante.

Outro exemplo, uma menina com suspeita de distúrbio do processamento auditivo ao ser questionada sobre o significado da palavra "pingüim", respondeu: "É o filho da galinha, não, mora no gelo". Ou seja, intempestivamente ela tomou a primeira sílaba para responder, daí o processamento da palavra se deu e ela retomou, corrigindo sua resposta mediante uma interpretação da palavra toda, sem antecipação.

O processo de maturação (orgânica) prepara e possibilita determinado processo de aprendizagem, enquanto o processo de aprendizagem estimula, por assim dizer, o processo de maturação e o faz avançar até certo grau. Vygotsky chama essa variação nos processos de zona de desenvolvimento proximal. É na interação social que um processo *interpessoal, relacional* se transforma em *intrapessoal, interno*. A zona de desenvolvimento proximal é o que está entre as ações espontâneas da criança (nível de desenvolvimento real) e o que realiza com o auxílio do meio (nível de desenvolvimento potencial).

No estudo do desenvolvimento da percepção importa predizer os critérios envolvidos na seleção do foco de atenção, que podem ser do domínio objetivo – intensidade, evidência, saturação e outros atributos físicos –, e critérios do domínio subjetivo ou modos de função – preferência, exploração, motivação, generalização etc. Os deslocamentos de um ponto para outro podem ser compreendidos na atividade do bebê, mas depois que começa a aumentar a complexidade, não cabe mais explicar os comportamentos apenas pelo foco em determinado ponto. Os deslocamentos se dão por conjuntos de focos e zonas focais já experimentadas.

Os princípios de atenção focal, proximal e periférica, descritos acima, devem ser aplicados nos critérios de seleção, que têm função determinante na preferência nos diversos processos do desenvolvimento perceptivo. Os critérios de seleção pertencem tanto ao domínio do estímulo quanto ao domínio da preferência perceptiva. O que varia é a zona de desenvolvimento proximal em que o sujeito pode estar mais ou menos interessado em determinados atributos do domínio objetivo. Ou seja, como no exemplo citado, não adianta apresentar uma âncora para uma criança que não conhece nada de náutica, pois seu interesse e sua motivação levam a outras preferências.

Tendo visto que a zona focal se desloca de acordo com as propriedades e possibilidades do domínio externo e interno, chega-se ao entendimento de mais um aspecto da atenção: ela ocorre em turnos.

Portanto, até o momento temos que:

1. O processo perceptivo se dá por deslocamento dos focos de atenção determinados pela zona proximal associada a cada foco.

2. O deslocamento do foco de atenção, ou da preferência focal, é caracterizado por ocorrer em função específica de um ou mais critérios de seleção (propriedades obser-

váveis da zona proximal). Esses deslocamentos, do ponto de vista do desenvolvimento, têm substratos no comportamento (zona de desenvolvimento proximal) e se dão de acordo com a distribuição das propriedades perceptíveis (contexto em que ocorre o desenvolvimento).

3. Existe uma estrutura hierárquica do processo que é recursiva. Empiricamente essa é uma afirmação razoável, visto que nas primeiras experiências os deslocamentos ocorrem em razão de um critério de seleção, e conforme vão se dando as novas experiências, são introduzidos e acrescentados novos critérios. Dessa forma, vão se organizando conjuntos de deslocamentos em função de critérios de seleção também organizados. Isso resulta num conhecimento mais elaborado, o que pode ser comparado com o conhecimento metalingüístico (da linguagem pela linguagem), que Geert chama, de forma análoga, de critérios de metasseleção. Paralelamente, o processo que na fase inicial se baseia em padrões quantitativos das propriedades do estímulo, com o decorrer do tempo, se dá pela preferência que, por sua vez, se baseia em padrões qualitativos dos atributos perceptivos.

Essa abordagem é mais uma posição que contribui no avanço do estudo da atenção. Os partidários da teoria gestáltica, a mais freqüente no estudo da atenção, consideram-na o resultado da organização estrutural do campo perceptivo, e as leis que governam a atenção são as mesmas da estrutura perceptiva; ou seja, o gestaltismo defende, de certa forma, a inexistência da percepção. Psicólogos idealistas consideram a atenção a manifestação de um fator mental específico: os partidários dessa posição não necessitam buscar bases materiais, uma vez que o ato é fundamentalmente mental. A abordagem proposta por Geert para teorizar a atenção, numa visão interacionista (equivalente à visão cibernética), traz para as ciências que estudam qualquer aspecto da percepção humana uma solução provavelmente mais abrangente e mais flexível.

Dinâmica do desenvolvimento perceptivo e da atenção

Desde os anos de 1960, as investigações dos padrões de comportamento de recém-nascidos têm demonstrado que nos primeiros dias de vida o bebê já apresenta respostas a estímulos com características de mudanças do foco de atenção: o bebê pode ser atraído por um objeto visual ou sonoro, pode interromper uma atividade motora ou repetir o comportamento em resposta a um estímulo. Essas reações são acompanhadas de mudanças no ritmo cardíaco e na freqüência respiratória.

O interesse em estudar o comportamento dos bebês está na possibilidade de elucidar como se dá o ponto inicial do desenvolvimento perceptivo, o que vai contribuir, e muito, para o esclarecimento do processo nas atividades do ser humano. É, no dito popular, encontrar o "fio da meada".

Bebês recém-nascidos (RNs) em estado de alerta, com a cabeça na posição medial, e sendo apresentado um som vindo de duas caixas acústicas colocadas uma de cada lado, supondo-se que estejam prestando atenção também em algo do campo visual, farão o deslocamento do foco de forma dupla no domínio do estímulo: lugar e qualidade, isto é, do estímulo (lugar) no padrão visual (qualidade) passam para o estímulo (lugar) no padrão auditivo (qualidade).

PROCESSAMENTO AUDITIVO

Esse deslocamento funcional requer alguns passos intermediários. Ocorrem duas possibilidades para a estrutura dessa reação: primeiro, que a resposta orientada (virar a cabeça e olhar para a fonte sonora) seja uma reação de tropismo. Esse termo é entendido como uma reação resultante da influência atrativa de certos fenômenos (no caso, o bebê é atraído pelo som). A segunda possibilidade é a de que o bebê empregue um "mapa" sensorial único para ambas as fontes de estimulação – visual e auditiva –, o que o levaria a "olhar a fonte sonora". No caso da primeira possibilidade de estrutura da reação, fica uma dúvida: estaria o bebê respondendo apenas à fonte sonora, deixando de se interessar pelo estímulo visual?

O que não deixa dúvida alguma é que o bebê realmente vira-se para prestar atenção num objeto sonoro, permanece por um tempo e volta para a posição inicial. A volta à posição inicial é explicada como uma habituação às propriedades visuais e auditivas do estímulo, além do fato de que manter a cabeça virada é, do ponto de vista muscular, uma posição cansativa. Portanto, o fim da reação orientada pode ser devido à habituação ou ao cansaço da posição, fatos que determinam o deslocamento do foco de atenção.

Uma pesquisa citada por Luria concluiu que a resposta orientada pode ser de "caráter altamente direcional e seletivo", pois, após a habituação a um som, todos os outros sons diferentes dos que foram "habituados" provocam reações orientadas. Esse caráter seletivo, observado desde o início do desenvolvimento humano, segundo Luria, é a base para o comportamento organizado, direcional e seletivo.

Existem indicadores anátomo-fisiológicos da reação de orientação, tais como a constrição dos vasos sangüíneos (respostas vasculares) e a depressão do ritmo alfa (respostas psicogalvânicas). Essas respostas são observadas cada vez que o estímulo é alterado, independentemente de ser intensificado ou decrescido.

O desenvolvimento perceptivo consiste em mudanças na estrutura de funções perceptivas e, conseqüentemente, de mudanças na natureza do percepto. O armazenamento de dados que ocorre nas inúmeras experiências com o mundo real não só modifica a estrutura do processamento, como o produto percebido. Costuma-se conceituar o desenvolvimento por sua estrutura e pela lógica dos estágios, mas não por uma explicação causal do processo.

Tomando-se como exemplo as primeiras experiências com a voz humana que o bebê tem, os primeiros traços a serem distinguidos são a qualidade da voz da mãe, em contraponto com outras vozes. Os traços seguintes serão as palavras associadas com situações de banho, de comida etc., até chegar na linguagem propriamente dita. Durante o desenvolvimento visto como um agir comunicativo, a função perceptiva e o que é realmente percebido mudam o tempo inteiro, serão sempre diferentes do que eram porque o bebê acumula conhecimento.

Segundo Vygotsky, nos primeiros estágios do desenvolvimento, o processo é organizado socialmente, deflagrado pelo adulto, para ser gradativamente modificado num processo interior de auto-regulação, direcional e seletivo.

Para Leontiev as relações da criança com a realidade imediata se dão com a ajuda do adulto, ou seja, inicialmente são mediadas pelas ações do adulto. Posteriormente, as ações da criança não se dirigem apenas ao objeto, mas ao adulto também, sendo reforçadas não só por seu efeito concreto, mas pela reação do adulto a esse efeito. Aos poucos, o adulto "constrói" com e na criança um novo sistema mediante o "despertar" de alguns reflexos ou condições mentais já existentes. Em contrapartida, a criança se apropria de ações especificamente humanas, com base em seu sistema de movimentos naturais. Com a intervenção direta do adulto, as ações da criança são reorganizadas gradativamente, até obedecerem à lógica objetiva da ação instrumental.

Geert introduz o assunto desenvolvimento discutindo algumas limitações próprias do tema. A primeira limitação é que o desenvolvimento diz respeito apenas às mudanças no domínio das funções: existem relações estreitas entre o estágio de desenvolvimento da criança e o tipo de ambiente no qual ela vive. Embora o ambiente em si não mude, o ambiente "proximal" está constantemente em adaptação com as novas habilidades do bebê.

A segunda limitação é relativa ao domínio do estímulo. Emprega-se um domínio ideal para determinar a zona proximal da atenção, mas na prática eles não se correspondem tão evidentemente.

Em linhas gerais, o desenvolvimento não deve nem pode ser abordado individualmente, mas sempre socialmente. A discussão de como se desenvolvem as funções perceptivas não é esclarecida apenas pelo fato de o ambiente estar em constante adaptação para as novas aquisições, mas é um fato positivo nesse enfoque, que auxilia na delimitação do domínio ideal da atenção e da zona de desenvolvimento proximal.

A inspeção visual para a localização da fonte sonora, por exemplo, é um passo para o desenvolvimento da habilidade cognitiva de "permanência do objeto". Com um padrão de ação "tropística", não importa se o objeto sonoro está visível ou não. Na inspeção auditiva importa para o bebê ter a fonte sonora localizada, ao contrário do que ocorre na inspeção visual, em que o bebê precisa do objeto sonoro visível. Com novas experiências, o bebê aprende que aquela fonte sonora, sem correspondente visual naquele momento, existe mesmo sem ser visível, levando-o a um novo tipo de expectativa.

Existe, aqui, uma série de semelhanças e diferenças entre as noções de inspeção e zona proximal de atenção e as noções piagetianas de esquema, assimilação e acomodação. Inspeção e esquema implicam que o comportamento e o ambiente podem ser explicados em termos de possibilidades da ação. A zona proximal de atenção tem um papel funcional e equivalente à assimilação e à acomodação. A assimilação implica que os sujeitos são sensíveis àquilo que podem experimentar – é a força "tropística" –, e a acomodação se refere às mudanças internas ocorridas devido às experiências – é a entropia, que diz respeito à capacidade de aproveitamento da energia de um sistema. O conceito de zona proximal é baseado na idéia de assimilação, porque o campo dos estímulos define nossas habilidades, possibilitando experiências. Nessa zona proximal estão contidos conjuntos de possíveis focos de atenção, com um tipo de informação que contém, entre outras, as que são relevantes ao desenvolvimento, e com base na lógica dos deslocamentos focais.

Organização auditiva

Para introduzir, podemos retomar, em linhas gerais, alguns aspectos sobre o desenvolvimento. Primeiro, trata-se de um processo de mudanças ontogenéticas, ou seja, fatores individuais que modificam o organismo desde a fecundação. Pensando a respeito dessas mudanças, vemos que são ocasionadas pela história de cada um e pelo desenvolvimento, sendo a história determinada pela genética individual e pela filogênese (organismo e espécie). Então, o desenvolvimento em si é determinado por modificações em função do tempo e de fatores extrínsecos, que são as variáveis físico-fisiológicas e socioculturais (as pernas dos índios têm uma conformação diferente das do homem da cidade que só anda de automóvel). São esses determinantes extrínsecos ao organismo, os quais ocorrem em função do passar do tempo, que ocasionam mudanças, resultando em padrões individuais – intactos ou lesados –, porém são sempre indivíduos únicos.

O grau de complexidade do sistema nervoso central depende de requisitos potenciais de adaptação ao ambiente e à sociedade de determinada espécie, ou seja, se descrevermos dado momento do desenvolvimento de um indivíduo, veremos o tipo de organização de esquemas perceptivo-motores refletindo atributos da espécie, individuais e da sociedade em que vive. A análise não pode deixar de envolver esses três aspectos.

Para o estudo da organização da função auditiva na espécie humana, vamos começar pela análise do ponto de vista filogenético. Já sabemos que a audição e a fala operam com capacidade nas mesmas gamas de freqüências e intensidade, o que nos leva a crer que os sistemas foram organizados de forma interdependente do ponto de vista da filogênese e evoluíram em função de novas possibilidades individuais e de exigências da sociedade. No caso da audição, mecanismos de codificação e decodificação para sons foram estabelecidos, resultando na capacidade atual da audição e da fala.

Esses mecanismos de codificação e decodificação para sons, em termos gerais, são específicos às espécies e estão sistematicamente relacionados com a garantia de sobrevivência (no ser humano são: reflexo cócleo-palpebral e resposta orientada). O que é relevante em qualquer espécie é poder receber a estimulação sensória, por ser crucial no desenvolvimento do comportamento adaptativo que garante a sobrevivência.

No modelo de desenvolvimento da organização auditiva temos que:

- as vias nervosas estão envolvidas na decodificação de informações acústicas, de forma simples nos animais e de forma bastante complexa no homem;
- o controle central atua em todos os níveis;
- a audição também está ligada à formação reticular que mantém o sistema de vigília e de reflexos;
- os canais adicionais de sistemas não específicos provêem maior capacidade à organização auditiva, ou seja, outras referências perceptivas – a linguagem e a cognição trazem informações que auxiliam o processo;
- em todos os níveis do sistema nervoso encontram-se mecanismos de memória, processamento e codificação.

O estado atual do sistema auditivo não foi sempre assim: é fruto de um aperfeiçoamento filogenético, que inclui a hereditariedade genética e a transmissão não genética que se dá pelo aprendizado nas experiências socioculturais. Uma forma de ver como se deu esse aperfeiçoamento é estudando diversas espécies de animais, desde as formas mais simples até o homem. Na ameba, podemos ver a simplicidade do sistema neurovegetativo. Avançando, no gato temos um sistema nervoso mais elaborado.

Mas a forma mais direta para observarmos as modificações no homem pode ser vista no desenvolvimento embrionário – do tubo neural até a formação completa do cérebro –, em que é reproduzida a evolução da espécie humana, nos níveis hierarquicamente superpostos e interdependentes de processamento das informações. A formação das zonas secundárias depende da função das zonas primárias, e as zonas terciárias dependem, por sua vez, das zonas secundárias, reproduzindo o desenvolvimento filogenético no desenvolvimento ontogenético.

O sistema funcional auditivo é revelado em diversos tipos e níveis de comportamentos que, em conjunto, compõem a competência auditiva do ser humano, com a função de adaptar e ajustar o homem ao mundo sonoro. A competência auditiva reflete uma hierarquia de mecanismos que processam as propriedades físicas acústicas.

Desde 1970, os estudos sobre percepção da fala têm avançado muito; atualmente é bem-aceita a possibilidade de haver uma percepção categórica, isto é, um sistema perceptivo específico para os sinais de fala, envolvendo detectores neurais responsáveis por esse processamento, numa perspectiva filogenética do desenvolvimento humano de especialização dos sistemas nervosos funcionais (atividades que compreendem atos de adaptação ao meio).

A percepção categórica é a habilidade em discriminar sons por categorias próprias da língua-mãe (haja vista as dificuldades de assimilar os sons de uma língua estrangeira que não estão contidos na língua-mãe). Além da percepção categórica, que envolve um conceito cognitivo, a percepção da fala é realizada por detectores neurais especializados, capazes de processar as informações sensoriais e contextuais no reconhecimento da palavra.

A característica principal da percepção da fala é o processo de reconhecimento que se dá em duas direções: de baixo para cima (*botton-up*), o qual tem origem direta na palavra, ou de cima para baixo (*top-down*), sendo um pressuposto fundamental na compreensão da percepção da fala. Equivale dizer que ora ouvimos sustentando a percepção exclusivamente pelo nosso conhecimento anterior (*top-down*), e ora ouvimos com sustentação apenas nas informações acústicas (*botton-up*).

É muito provável que na área primária estejam os detectores neurais, responsáveis pela análise da seqüência dos sinais de fala, que seriam as células nervosas especializadas no reconhecimento da fala, que o modelo "coorte" define. A palavra coorte significa "porção de gente armada, magote", pressupondo que esses detectores neurais do sistema auditivo, especializados no reconhecimento de palavras, operem de forma análoga à estratégia de uma coorte, realmente como ocorria nas batalhas medievais: um grupo armado avança para dominar outro grupo, tendo pela frente um número bem grande de combatentes, que vai reduzindo a um número bem menor na retaguarda.

Então, a ativação dos detectores auditivos, por ser um evento temporal, começa assim que os primeiros sons de uma palavra são ouvidos, ativando todos os detectores de palavras que começam com aquela seqüência de sons. Esse ponto do processo é chamado de "coorte inicial da palavra", ou seja, um número grande está na primeira carreira, sendo seguido do processo de "eliminação das palavras candidatas" logo que a informação seguinte aos sons iniciais é detectada. Ou seja, na coorte inicial estão ativadas todas as palavras que contenham aquele som inicial, todas as candidatas. Na retaguarda, estarão as candidatas restantes, até chegar no reconhecimento específico.

Assim, ao conjunto de detectores que permanecem ativados no processo dá-se o nome de coorte, ou seja, a legião de elementos armados é formada pelas palavras candidatas, elas são a coorte. E, por processo, entende-se a eliminação de palavras candidatas; uma vez estabelecido, permite, em dado ponto, antecipar o reconhecimento, mesmo sem ter todas as informações da palavra. Esse ponto é chamado de "ponto de reconhecimento". Por exemplo: o ponto de reconhecimento da palavra *assinatura* é a sílaba */tu/*, porque não existe em português mais nenhuma outra palavra com esta seqüência de sons iniciais – *assinar, assinava, assinado, assinalou*.

Em síntese, o processo inicial põe em ação todos os detectores de palavras iniciadas com */a/*, daí desliga todos os detectores de palavras que não têm a seguir o som */ssi/*, desligando depois todos que não têm a seguir o som */na/*, restando, assim, apenas o detector da palavra *assinatura* quando entra o som */tu/*.

O ponto de reconhecimento também é dado pelo contexto, por uma "tarefa de decisão lexical", especialmente quando as condições acústicas do ambiente são ruins, quando existe falha na transmissão das informações acústicas nas vias do sistema nervoso auditivo, ou quando existe falha na pronúncia de dado fonema. Em tais casos o ponto de reconhecimento ocorre com uma latência maior do que em condições normais, e depende da decisão lexical, num processo de restauração, dado pela função mental terciária (controle central), que permite uma restauração dentro da fluência da mensagem. Isto é, em determinadas situações, como na comunicação com uma pessoa com distúrbio na produção dos sons da fala, ou num diálogo numa festa com muito ruído, a função mental terciária permite uma restauração dentro da fluência da mensagem, o que leva ao reconhecimento de determinadas palavras, algumas palavras-chave para manter a conversação. Assim, os detectores são capazes também de restaurar falhas por aproximação, em função da decisão lexical.

Os trabalhos de pesquisa realizados que concluíram pela existência de detectores neurais, ponto de reconhecimento e decisão lexical foram fundamentados em regras de monitoramento, isto é, baseados na pressuposição de que sempre há um parâmetro monitorando os detectores. São eles:

- monitoramento fonológico;
- monitoramento lexical;
- monitoramento por rimas (semelhança de sons).

As tarefas dos instrumentos usados nessas pesquisas consistiam em solicitar ao sujeito que apertasse um botão ao ouvir determinado som, como /té/ entre as palavras de uma lista que contivesse, por exemplo, a palavra "patético"; ou ao ouvir determinada palavra-chave, combinada anteriormente, em uma das frases dadas; ou ao ouvir, entre as palavras de uma lista, uma ou mais que terminassem com o mesmo conjunto de sons de determinada palavra (rimas).

Os resultados mostraram, respectivamente, que a resposta demorava mais para acontecer quando o som-chave estava no final da palavra (por causa do ponto de reconhecimento), ou quando a palavra-chave estava lexicalmente errada na frase. No caso das rimas, a decisão sempre era mais demorada, pois os dois tipos de monitoramento – fonológico e lexical – entravam em jogo.

Representação mental e memória

Os estudos da atenção, do desenvolvimento perceptivo e da organização auditiva indicam duas operações fundamentais do processo: uma, a primeira, é a que regula a capacidade global de processamento da informação, que funciona como matriz e tem a ver com a capacidade de direcionar o foco, com o nível de vigilância, com a eficiência na detecção e com a resistência à interferência. É o tônus da atenção, com a matriz biológica no sistema reticular ativador do tronco cerebral. A outra operação é a que seleciona e dirige a atenção em suas diversas modalidades – extrapessoal, visceral, semântica etc. –, sendo, assim, o vetor da atenção, que seleciona o foco de atenção e cuja matriz biológica está no córtex cerebral.

Assim, avançando na locomoção epistêmica, podemos chegar ao conceito de representação mental em vista do que já sabemos sobre o ato perceptivo: o mundo objetivo e cultural está representado na mente graças às sensações (especularidade do mundo real) e às percepções que processam esses reflexos.

Imagem mental é aquilo cuja existência pode ser imaginada, diferente de um conceito (que é articulado na lógica) e da significação mental (que tem influência do sistema emocional).

Toda representação mental tem uma estrutura perceptiva e cognitiva, além de estar dentro do discurso, isto é, em determinado contexto lingüístico. Por isso podemos classificar a representação em:

- representação tipo: composta por todas as informações perceptivas e motoras fundamentais no processo cognitivo (percepto, memória imediata, imagem mental etc.);
- representação ocorrente: composta por todas as informações que trazem dados novos para uma representação tipo, a qual será modificada, reorganizada em função de um conteúdo (memória procedural, conceitos, significação mental etc.).

A representação mental e a capacidade de armazenar dados estão estreitamente ligadas; afinal, são fundamentais no processo cognitivo e no mecanismo de apropriação do conhecimento. É impossível falar de percepção, ou de representação mental, sem se referir à memória, seja como atividade neural ou função cognitiva – imediata, declarativa e procedural:

- memória imediata: sempre se refere à percepção e a representações tipo (específicas); é fundamental para o processo cognitivo existir (independentemente de haver sensação); é a memória de trabalho, aquela que é essencial para o encadeamento de sinais envolvidos em todas as funções psíquicas;
- memória declarativa: é semântica, episódica, proposicional; envolve cadeias de símbolos; refere-se a representações ocorrentes (discurso); pelos dados da memória de trabalho (imediata) podemos articular e organizar nosso pensamento mediante os dados da realidade;
- memória procedural: é um mapeamento de ações; não passa obrigatoriamente pela linguagem e pode progredir sem que o sujeito tenha que se lembrar do que já foi feito (automatismos, como dirigir um automóvel).

Uma criança com capacidade intelectual bastante rebaixada, ou uma criança autista, tem uma memória muito reduzida; costuma-se dizer que tem memória "ecóica", isto é, reduzida a um eco, não permitindo um avanço do desenvolvimento da linguagem porque não opera as informações fundamentais para encadear as representações "tipo".

Finalizando o tema de representação e memória, vou utilizar uma ilustração, comparando a memória de um computador e a de um ser humano. A diferença está no fato de a primeira ser uma rede conceitual, organizada por conceitos (encadeamento lógico), e a outra uma rede semântica, organizada pela significação mental (carregada do emocional), o que faz com que o resultado de uma seja altamente previsível e o da outra, nem um pouco.

2

Audiometria da fala

A história dos testes de percepção da fala começou há mais de dois séculos, com a aplicação de sinais de fala para avaliação e treinamento de pessoas deficientes auditivas, mostrando que a preocupação, do ponto de vista educacional, sempre foi o ajustamento do indivíduo surdo na sociedade, pela comunicação oral.

Por volta de 1910, com o desenvolvimento da comunicação por telefone, surgiu a necessidade de se avaliar a eficiência dos cabos telefônicos, e a atenção voltou-se, também, para o material lingüístico usado para tal fim. Era preciso determinar a distorção relativa à filtragem da fala transmitida por ondas à longa distância. Os critérios usados pelos engenheiros nos laboratórios da Bell Telephone (EUA) no desenvolvimento dos testes que objetivavam a análise da recepção de unidades fundamentais da fala resultaram em dois tipos de testes: o teste de articulação e o de inteligibilidade da fala. O primeiro tipo envolve a potência e a eficiência da aparelhagem em transmitir os sinais da fala, ou seja, pela relação entre porcentagem de unidades ouvidas corretamente e a intensidade da apresentação pode-se medir a eficiência da transmissão. No outro tipo, o teste de inteligibilidade, o conceito concernente refere-se à relação, em porcentagem, das idéias expressas que, após a transmissão, foram compreendidas.

Posteriormente, durante a Segunda Guerra Mundial, a testagem dos sistemas de comunicação continuou se ampliando para fins óbvios e, nessa época, a audiometria de fala teve um grande impulso como objeto de estudos para atender aos militares que perderam a audição em combates. Para tal, programas de reabilitação aural, incluindo a indicação e adaptação de aparelhos de amplificação sonora, foram desenvolvidos.

Nesse empenho, diversas áreas científicas colaboraram para o aprofundamento do estudo de aspectos ligados à percepção da fala. De um lado, a lingüística, que se especializou em escolher o material para testes adotando critérios diversos, como o fonético, o fonêmico, o sintático ou o semântico. De outro lado, a indústria eletrônica foi estimulada a desenvolver aparelhos de amplificação sonora, tanto para a testagem quanto para o uso individual. E, finalmente, a audiologia ampliou suas possibilidades de diagnóstico, usando testes com material mais específico, em aparelhagem mais refinada. Conseqüentemente, aprofundou seu conhecimento a respeito dos distúrbios auditivos, podendo usar conceitos novos na educação e reabilitação de indivíduos com deficiências da audição.

Atualmente é possível testar o funcionamento do sistema auditivo desde a região mais periférica, o ouvido médio, até as áreas de associação no córtex cerebral. A avaliação das vias do sistema nervoso auditivo tem sido objeto de estudos dos audiologistas desde 1954, podendo-se contar com testes padronizados e dados normativos em diversos países, principalmente os mais desenvolvidos, onde as pesquisas já são mais avançadas.

Os testes para medir o índice de reconhecimento da fala variam em termos de tipo de material empregado como estímulo e

PROCESSAMENTO AUDITIVO

de tipo de resposta solicitada. O material pode ser com ou sem significado, como sílabas, palavras mono e dissilábicas, espondeus, rimas e sentenças – estas com ou sem palavra-chave. As respostas esperadas podem ser motoras (como apontar uma figura), verbais (como repetir o estímulo), ou escritas (quando o paciente escreve a resposta). Alguns testes limitam o número de possibilidades de respostas, dando alternativas. Esses testes são chamados de "testes de conjunto fechado de respostas", numa referência ao tipo de resposta esperada. Quando não há limites de alternativas, temos os "testes de conjunto aberto de respostas", significando que o paciente deve responder ao estímulo escolhendo livremente entre as possibilidades do seu próprio vocabulário. As habilidades testadas estão relacionadas com a integridade da porção mais periférica do sistema auditivo – a cóclea e o VIII Nervo –, responsáveis por captar e transmitir as informações acústicas para o sistema nervoso auditivo central.

Assim, os testes da audiometria da fala avaliam a dimensão em que o órgão auditivo periférico pode ser influenciado pelos fenômenos sonoros (freqüência, intensidade e tempo), e a quantidade de informação acústica que é transmitida para os centros nervosos responsáveis pela percepção da fala.

A relação entre o teste e o material lingüístico empregado é fundamental para se atingir o objetivo primeiro: a eficiência na comunicação. Supondo-se o fato de que os pacientes sejam de origens socioculturais diversas e de diferentes faixas etárias, a escolha do material efetivo fica na dependência do bom senso do audiologista. Não existe um material ou um teste-padrão para a audiometria de fala; é preciso ter em mãos procedimentos diversos quando se atende a diferentes populações. Na escolha do teste, o tipo de resposta esperada é outro fator importante, pois é por meio dela que se obtém o escore final. Como o teste desejado não deve ser nem fácil nem difícil, a tarefa de escolher o mais adequado deve ser criteriosa. Não se pode omitir nenhum dos fatores mencionados, seja a capacidade individual do paciente, seja o material em termos de características acústicas e semânticas, seja a análise da resposta, porque todos estão relacionados com o desempenho da percepção.

Já para avaliar a função auditiva central, basicamente os testes apresentam aos pacientes dificuldades que combinam os efeitos de redundância, tanto intrínseca (do sistema auditivo) quanto extrínseca (sinal de fala). A combinação dessas redundâncias deve ser operacionalizada quando se elabora um teste para investigar o processamento auditivo, para poder revelar nas respostas o desempenho individual.

A razão mais considerável da audiometria de fala é medir o desempenho do paciente ao ouvir sua língua. Com tal objetivo, o material lingüístico a ser utilizado num teste deve contar com boa mostra da linguagem falada no dia-a-dia, garantindo a confiabilidade dos dados obtidos. O material escolhido também deve estar sintonizado com o tipo de resposta solicitada, para não oferecer outra dificuldade além do reconhecimento do sinal de fala. É importante frisar que os testes avaliam se há passagem ou não de informações acústicas dos sinais de fala pelo órgão auditivo periférico e pelas vias centrais, responsáveis pela percepção da fala.

Durante uma conversa, ou assistindo-se a uma peça teatral, ou em outras situações de comunicação, muitas palavras não são identificadas devido ao ruído ambiental, mas as pistas dadas pelo contexto compensam essas perdas. Isso ocorre porque o processamento auditivo é "comandado" pelas expectativas derivadas das regras fonêmicas, fonológicas, semânticas, sintáticas e contextuais.

Não só a amostra deve ser representativa como o modo de apresentar é outro critério importante, considerando-se as qualidades do locutor em articular os diversos sons da língua. Alguns fonemas são reconhecidos pelos traços específicos, como as consoantes fricativas, que exigem uma produção exata para não serem confundidas, o que pode interferir no reconhecimento.

A intensidade e a duração dos sinais de fala são dadas pela tonicidade observada nas palavras. Uma maneira de balancear uma lista é selecionando palavras com a mesma tonicidade, contendo as diversas possibilidades de combinação dos fonemas nas sílabas tônicas, em uma distribuição eqüitativa. Outra forma é o balanceamento fonético, feito por lingüistas especializados em fonética, cujo critério é a correspondência da distribuição dos fonemas de acordo com sua freqüência na língua.

As listas de palavras balanceadas foneticamente são, na maioria, monossilábicas, sendo identificadas pela sigla PB (extraída do termo inglês Phonetically Balanced). A preferência por monossílabos deve-se ao fato de essas palavras serem breves e simples, o que facilita a repetição da lista. Porém, do ponto de vista da inteligibilidade, as palavras com uma sílaba são, em geral, no português, os conectivos, que não têm uma representação física saliente, o que dificulta o reconhecimento. Além disso, em uma conversação normal não são usados somente monossílabos para uma mostra representativa da fala.

As listas de vocábulos dissílabos, cujo critério de balanceamento é a tonicidade, são denominadas com a mesma nomenclatura aplicada ao estudo da poesia. As palavras "iâmbicas" são oxítonas, com tonicidade na segunda (última) sílaba; as "trocaicas" são as paroxítonas, tendo a primeira sílaba tônica; e as "espondaicas" contêm as duas sílabas tônicas. Conforme a escolha da tonicidade, pode-se balancear foneticamente as palavras de uma lista de dissílabos, mantendo o critério fonêmico na sílaba tônica. Essa é uma maneira de neutralizar a desvantagem da sílaba átona, que tem pouca informação em termos de intensidade sonora.

Outro tipo de material, as listas de sentenças, que são usadas na audiometria da fala com o intuito de verificar se o indivíduo consegue captar a idéia expressa ou identificar uma palavra-chave predeterminada. Existem ainda os testes que utilizam um discurso contínuo para o próprio paciente ajustar as dimensões físicas dos sinais de fala, tornando-os inteligíveis, ou o discurso pode ser usado como uma mensagem competitiva nos testes de audição central.

Além desses materiais com significado, são usados sinais sem significados, tais como as sílabas; ou com significado limitado, como as sentenças com construção peculiar cujo significado é limitado a algumas pistas sintáticas. Essas sentenças são elaboradas com base na probabilidade de ocorrência de seqüências de palavras, escolhidas ao acaso e combinadas por associação de idéias, contendo determinado número de sílabas. São as chamadas "sentenças sintéticas", com diversos graus de aproximação de uma sentença real. O grau varia de acordo com a seleção das palavras: o primeiro grau é das sentenças construídas apenas por escolha de três vocábulos ao acaso – planta além caber, por exemplo; o segundo grau de aproximação é quando dois desses vocábulos foram escolhidos por associação de idéias – planta água caber; e o terceiro é quando a seleção dos três vocábulos foi feita com base em mais de uma associação de idéias – planta água beber.

Finalmente, os números também são usados como material lingüístico em testes de inteligibilidade, principalmente para indivíduos sem fala, porque o treino é bem mais fácil e rápido do que com palavras.

Nos testes sensibilizados, que avaliam o processamento auditivo, as pistas acústicas – redundância extrínseca (intensidade, freqüência e tempo) – e as vias nervosas – redundância intrínseca – devem ser as variáveis controladas. Para apresentar o material de fala distorcido, modificando a intensidade, por exemplo, esta deve ser elevada o suficiente para ultrapassar o limiar do IRF, verificando a função da Performance na Intensidade (PI).

Já a distorção da freqüência se faz modificando os sons da fala com o auxílio de filtros eletrônicos que eliminam as freqüências desejadas. Os filtros são de dois tipos: um elimina as freqüências altas, deixando passar as baixas, por isso se chama teste de Fala Filtrada Passa-Baixa; o outro tipo, chamado de Passa-Alta, deixa passar as altas. O Passa-Baixa dificulta a identificação dos fonemas consonantais, cujos espectros contêm uma concentração de freqüências altas. Inversamente, o teste Passa-Alta vai prejudicar a identificação dos sons vocálicos, compostos basicamente de freqüências baixas. Esses testes de fala filtrada verificam a resistência à distorção das vias do sistema nervoso auditivo, pois o reconhecimento é feito mediante poucas pistas.

Para distorcer em função do tempo é preciso comprimir ou acelerar a apresentação do sinal de fala. A aceleração, como o próprio nome diz, é obtida aumentando a velocidade na rotação, resultando em uma alteração das freqüências dos sinais de fala, ou por um locutor hábil, o que mantém o espectro. A compressão é feita por meio eletrônico, eliminando-se os intervalos entre os fonemas. O material lingüístico apropriado para esse tipo de teste é a sentença, pois é necessário um sinal mais extenso, garantindo o reconhecimento e a compreensão da mensagem.

A lista de espondeus

Outra maneira de facilitar a compreensão do leitor a respeito do controle das variáveis extrínsecas do teste é o estudo dos sinais de fala utilizados, ou seja, do material lingüístico, o que contribui de forma eficaz. O trabalho que desenvolvi no mestrado (1988) mostrou a elaboração da lista de espondeus que, apesar de ter chegado com muitos anos de atraso em relação à lista inglesa (por volta de 1940), ainda não está sendo utilizada na clínica audiológica por limites como a falta de conhecimento ou a falta de pesquisas sobre aspectos lingüísticos. Mas parece ter atributos que a privilegiam em comparação aos espondeus de outras línguas: fazem parte do vocabulário da maioria da população falante do português brasileiro.

Como já foi visto, a logoaudiometria é, por definição, uma medida do limiar auditivo para a fala em função da intensidade, que é um parâmetro físico acústico. Os resultados dos testes logoaudiométricos são expressos em porcentagens referentes ao montante de palavras identificadas em determinada intensidade (dB). A escolha do material lingüístico utilizado assume, portanto, grande significância – deve conter uma boa amostra da linguagem usada no dia-a-dia, garantir o conhecimento do sujeito testado e ter atributos acústicos para manter a clareza do material. As listas de palavras utilizadas nos testes logoaudiométricos devem se valer desses critérios para ser estáveis, o que quer dizer que todos os itens lingüísticos do teste devem ter as mesmas chances de serem reconhecidos.

PROCESSAMENTO AUDITIVO

Espondaico é um termo literário, do estudo da poesia, significando a dupla tonicidade de um verso, ou, como se encontra no tradicional dicionário *Aurélio*, é o "adjetivo relativo àquilo que tem espondeus". No mesmo dicionário, espondeu é definido como "nome dado ao pé de verso grego ou latino, formado de duas sílabas longas". Na língua inglesa existem muitas palavras espondaicas, isto é, dissílabas com as duas sílabas acentuadas (*cowboy, upstairs, ashtray, weekend*), mas no português são raras (bombom, qualquer).

O estudo do material lingüístico já utilizado ao se testar a audição para a fala em português mostra que, enquanto a literatura audiológica estrangeira desde aproximadamente 1940 vinha se referindo ao uso de espondeus nos testes logoaudiométricos, no Brasil não tinha sido possível adaptar determinados testes até 1988, quando defendi o mestrado, pela falta de uma lista de palavras espondaicas.

A lista em português começou a ser desenvolvida ao se observar que existem expressões idiomáticas semelhantes às palavras espondaicas de outras línguas, por conterem dois vocábulos monossílabos, utilizados com significado próprio, de forma coloquial, servindo no discurso como marcadores lingüísticos, para iniciar, manter ou finalizar diálogos. A lista é composta por mais ou menos 265 itens, que se dividem em três classes: locuções gramaticais (por aí, pois bem, já já, porque, lá atrás), frases econômicas (vem cá, pra mim, já vai, tá bom, não sei) e gírias (tô maus, nem é, aí meu, só é, qual é).

Após a observação e a elaboração da lista, foi verificada a ocorrência na linguagem distensa entre familiares ou amigos, em que é freqüente o uso de expressões com características espondaicas – duas sílabas tônicas. Foram registradas diversas observações de diálogos entre pessoas – mãe e filho, amigos, crianças. Depois a lista foi analisada por adultos cuja profissão permite um contato com inúmeros falantes (juiz, professor e outros).

A última etapa foi verificar a eficiência da lista de espondeus num procedimento audiológico chamado curva logoaudiométrica, aplicado em sujeitos jovens (entre 18 e 29 anos), sem comprometimentos físicos aparentes e com limiares auditivos normais, em três versões: uma lista de palavras monossilábicas, outra de dissilábicas e a de expressões espondaicas propriamente dita.

Na obtenção das curvas logoaudiométricas (melhora no reconhecimento dos estímulos de fala em função do aumento gradativo da intensidade, via audiômetro), os resultados mostraram que entre os 18 sujeitos testados, 11 vezes a curva com espondeus foi a mais rápida em atingir o limiar de máxima discriminação, tendo sido uma vez mais rápida com monossílabos, nenhuma com dissílabos, mas ocorreram cinco empates entre o teste com espondeus e o teste com dissílabos, e um empate dos espondeus com os monossílabos. A análise estatística demonstrou que as expressões espondaicas têm uma vantagem significativa sobre as palavras monossilábicas e dissilábicas, em termos de rapidez no reconhecimento.

Os estudos sobre o material lingüístico na logoaudiometria e o desenvolvimento da lista de espondeus incluem uma reflexão da relação estímulo–resposta, ou seja, dependendo do sinal apresentado, um tipo de conjunto de respostas é esperado. Recordando, em um teste auditivo, se forem apresentadas palavras monossilábicas ou dissilábicas, as respostas vão depender de um conjunto grande de possibilidades, aberto para todas as palavras do vocabulário do sujeito. Isso é o que se considera um "conjunto aberto" de respostas. E quando são apresentadas opções para a escolha da resposta (por exemplo, apontar figuras ou a palavra escrita), trata-se, então, de um teste com "conjunto fechado" de respostas, pois estas não passam por todas as possibilidades do conhecimento, mas tão-somente pelas que são apresentadas.

Bredberg, numa comunicação pessoal em 1992, acrescentou um dado importante a esta questão: o que também determina o conjunto aberto ou fechado de respostas é o paradigma semântico específico da palavra. No caso dos espondeus, Bredberg alertou para o fato, muito interessante, de que na língua sueca existe um número imenso de palavras espondaicas, sem contar com as expressões idiomáticas, resultando num paradigma amplo. Sua opinião sobre a lista de expressões espondaicas do português é que elas levam a um conjunto fechado de respostas, primeiro por serem em número relativamente pequeno (paradigma reduzido), e segundo por terem uma função específica no discurso, são dêiticas, como expressões articuladoras do diálogo, e gírias, como linguagem representativa de gerações ou de grupos específicos de pessoas. Assim, a escolha não passa pela amplitude do vocabulário, mas pelos automatismos da linguagem.

Acrescente-se a isso o fato de que, quando há perda da capacidade de relembrar palavras por causa de uma lesão cerebral, sintoma de um quadro específico de distúrbio afásico em que a fala do paciente é descrita como "salada de palavras", os substantivos estão praticamente ausentes, restando interjeições e expressões habituais, exatamente como as que compõem, na maioria, a lista de expressões espondaicas no português.

Essas características de estabilidade acústica e semântica mostram que as expressões espondaicas são sinais eficientes para serem utilizados em testes de audiometria da fala. A adaptação do teste SSW ao português foi muito facilitada por essa lista, o que não ocorreu com a adaptação do teste para a língua sueca, segundo Bredberg.

A adaptação do teste SSW ao português, tema do meu doutorado, dependia da elaboração da lista de espondeus, pois o segredo do teste está nessa escolha – um material lingüístico fácil e com duas sílabas tônicas, o que possibilita a montagem dos itens de forma peculiar.

3

PROCESSAMENTO AUDITIVO

Tendo em vista o conceito do problema psicofísico, em que se afirma a unidade do psíquico e do físico sem que seja uma identidade, algumas investigações psicológicas pressupõem a análise fisiológica dos processos psíquicos, sem ser reduzida à fisiologia, mas incluindo-a.

Assim, para explicar o processo da percepção da fala é necessário investigar sua aparência, isto é, as manifestações do comportamento auditivo e as relações inerentes ao sistema funcional perceptivo. Sendo a percepção auditiva um processo psicofisiológico elementar, o contexto estímulo-resposta é o mais adequado na investigação, de acordo com Vygotsky. O modelo auditivo proposto por Sanders, mencionado anteriormente, descreve o modelo da investigação: tem de ser a expressão das relações modificadas em função das mudanças na organização do estímulo e do sistema receptivo.

INTERPRETANDO UM PROCESSO MENTAL

Reduzir formas complexas da atividade mental a uma combinação de hábitos elementares é ignorar os mecanismos especiais que definem determinados aspectos da atividade – tais como atenção ativa, memória e ação volitiva –, simplificando as formas mais complexas em produto de capacidades não analisáveis, inatas, como se fossem manifestações espontâneas de um processo de desenvolvimento pré-programado. Concordando com a psicologia materialista soviética, qualquer processo mental é o produto de formas concretas de interação entre o organismo e o meio, resultando em formações funcionais complexas, ou sistemas de funções. A forma básica do desenvolvimento mental é a apropriação das experiências de outros, desde que haja a prática conjunta e a linguagem.

O desenvolvimento da linguagem influi nos processos mentais infantis de duas formas: nas variações da organização dos processos mentais que dependem da maturação e nas dos processos que dependem das suas condições de vida. Esses dois fatores estão intimamente ligados ao desenvolvimento da linguagem, tanto que nos casos de lesão cerebral causam a sua desintegração. As lesões cerebrais alteram a dinâmica dos processos nervosos, levando a disfunções dos sistemas que, conseqüentemente, acarretam uma desintegração da linguagem.

Sendo o sistema auditivo um dos tipos de analisadores fundamentais no desenvolvimento e funcionamento da linguagem, qualquer falha provoca alterações no complexo ato da linguagem. A função analisadora do sistema auditivo tem sido nomeada, de forma prática e corriqueira, entre os profissionais afins, como percepção auditiva, ou percepção da fala, ou processamento auditivo. De uma forma mais específica e mais clássica, trata-se da função da audição central (foi o termo preferido dos audiologistas).

Do ponto de vista epistemológico, entende-se a percepção auditiva como o processo de codificar sons ambientais, musicais etc. e, especialmente, os fonemas, as menores unidades sonoras que assinalam diferenças no significado das palavras. O fonema é uma abstração: não está nem no sistema funcional perceptivo nem no sistema funcional motor da fala. Ele está tão-somente na realidade psicolingüística, o que não retrata a organização dos sinais acústicos da fala, processada nos analisadores funcionais do sistema auditivo, assim como não retrata os componentes particulares do ato da fala, que têm muito em comum com todos os movimentos complexos e voluntários que o indivíduo empreende. Tanto é uma abstração que podemos analisar as falhas do sistema fonológico de indivíduos que pronunciam sons errados porque podemos entender o que falam, apesar de tudo; e tanto é uma realidade psicolingüística que são as pistas fonológicas, os significados e o discurso que nos possibilitam proceder a uma análise.

Assim, os testes de percepção auditiva para verificar habilidades como discriminação, memória, análise-síntese sem controle das variáveis intrínsecas e extrínsecas do sistema funcional auditivo, apenas descrevem uma relação fonológica com o sinal de fala, sem explicar realmente como ele está sendo processado, somente levantando hipóteses sobre a capacidade de conhecimento e de linguagem dos sujeitos de forma passiva, em que o máximo que se faz é inferir a respeito das estratégias utilizadas.

O processamento não segue etapas fixas de mecanismos, operações e fenômenos auditivos porque o contexto, ou discurso, vai facilitar ou dificultar a transmissão dos sons desde a orelha até centros nervosos que vão dando significados aos sinais captados. A cada nova experiência ele se manifesta de uma forma singular, única, acrescentando mais dados ao conhecimento de forma geral. Assim, é um processo multidimensional que implica aspectos comunicativos, educacionais e psicossociais, levando à conclusão de que um distúrbio do processamento auditivo afetará essas dimensões da vida de uma criança.

Discutir a significância do conceito de processamento auditivo nos distúrbios de desenvolvimento da linguagem e das habilidades escolares de forma extensa deve ser o fundamento sobre o qual é interpretado um teste. A literatura tem apontado a falta de uma teoria coerente, capaz de apresentar um modelo que dê conta de explicar as inúmeras habilidades auditivas avaliadas. A bateria de testes para avaliar a audição central durante muito tempo teve importância apenas no diagnóstico audiológico, mas hoje tem significado para diversos profissionais, especialmente os que atuam em fonoterapia.

Para estudar o fenômeno da percepção da fala ou processamento auditivo devemos investigá-lo transpondo dados anátomo-fisiológicos, filogenéticos, para dados comportamentais observáveis. O temor que havia anos atrás, quando começaram as pesquisas estudando o processamento em crianças, de que podíamos estar falando a mais do que sabíamos – e havia inúmeras razões para essas críticas –, a cada dia está se desvanecendo. Faltava uma análise que incluísse a reflexão do ir e vir próprio da dialética da psicologia soviética, e experiência, experiência, experiência. Talvez a busca por um modelo teórico esteja mais definida com um número grande de pesquisas mostrando a importância da escolha do instrumento de investigação para revelar os aspectos do processamento e, ao mesmo tempo, os entraves ocasionados pelos próprios instrumentos. Mas, a cada dia que passa, mais se sabe, graças à perseverança de muitos audiologistas e de estudos multidisciplinares.

Na década de 1960, conceitos formulados com base em estudos sobre a percepção visual foram absorvidos por educadores,

PROCESSAMENTO AUDITIVO

psicólogos, lingüistas e transferidos por um consenso de analogia para a percepção auditiva. Na literatura da época não se considerava a possibilidade de um paradigma diferente que levasse em conta a arquitetura do sistema nervoso como ponto de partida para estudar a percepção da fala, a não ser os procedimentos audiológicos que enfatizam a importância do processamento no Sistema Nervoso Auditivo Central (SNAC) e que fazem relação com aspectos comunicativos.

Como já mencionado, a percepção auditiva é, por um lado, a organização neural das sensações acústicas e, por outro, a sinalização que o indivíduo faz de algo que apreende no mundo exterior. A capacidade perceptiva reflete as relações entre os sinais e suas funções dentro de um contexto, mantendo um contato semiótico com o mundo, isto é, um contato mediado por eles, sinais. A comunicação verbal efetiva, com enunciados dentro de uma situação dialógica, depende desses sinais sonoros articulados na língua para ser desenvolvida, de forma que receba e expresse efetivamente os movimentos do pensamento.

Também já foi referido que a percepção é comandada pela atenção (dada pela função da formação reticular do sistema nervoso) e se entende por atenção à capacidade de dirigir, selecionar e manter contato com o mundo real, num processo bipolar – a mente seleciona um foco de forma funcional, mantendo em correspondência atributos do mundo externo com funções do mundo interno. A formação de processos mentais superiores depende dessas funções elementares no curso do seu desenvolvimento, mas quando já estão plenamente desenvolvidos, os processos superiores só vão utilizar os processos elementares para "esclarecer dúvidas" – como repetir uma palavra vagarosamente ao ser detectado um erro na pronúncia ou na escrita.

Sendo a função perceptiva uma relação transformacional entre o mundo externo e o interno, operando por mecanismos neuronais do órgão sensório e das vias nervosas que transmitem as informações para o córtex, onde acaba a percepção e são operadas as funções mentais superiores, a avaliação do processamento só pode ser real se for feita nessa abrangência. Cabe lembrar que a percepção é um termo referente ao relacionamento de base somática entre um organismo vivo e o universo, num sentido contínuo de conhecer e reconhecer fatos.

O processamento auditivo deve ser compreendido, também, como um aspecto da interlocução. E como comunicação é fundamental a busca do sentido geral, a previsibilidade; desde o começo das interlocuções surgem as hipóteses ou suposições sobre o sentido da comunicação. Essas buscas desempenham um papel de operações mentais subordinadas que nem sempre são conscientes. Eis aqui o papel da percepção da fala: uma operação subordinada da compreensão da linguagem.

O papel da atenção também é fundamental, em virtude de seus aspectos de direcionalidade e seletividade, que dependem de critérios próprios do desenvolvimento, os quais variam de acordo com a maturação do sistema funcional e das condições em que se dá o desenvolvimento propriamente dito. A atenção ativa é um processo psicológico automatizado (ou fossilizado, como o denominou Vygotsky), produto do desenvolvimento, cuja aparência externa não revela sua natureza interna, mas une os estágios superiores do desenvolvimento aos seus estágios primários.

Em linhas gerais, processar efetivamente uma informação significa que os sinais que atingem os órgãos sensórios serão identificados, reconhecidos e memorizados. Pode-se dizer, então, que a percepção é o resultado do processamento, uma vez que envolve funções mentais, linguagem e cognição.

Distúrbios do processamento auditivo

Antes de definir, precisamos delimitar as habilidades próprias do processamento que ocorre no sistema funcional auditivo: primeiro, a atenção, habilidade essa que envolve a localização da fonte sonora (se vem da direita, da esquerda, de cima ou de baixo), o destaque de figura-fundo (dirigir a atenção para um som, o que será o foco) e o fechamento (predizer mediante poucas pistas, de forma que torne possível a fase seguinte, o reconhecimento), a identificação do sinal que requer uma previsibilidade semântica, feita pelo reconhecimento do contexto, o qual determina a discriminação entre os sinais semelhantes, sendo todos amparados pela função da memória e, por último, a habilidade de integração, que envolve a associação de informações vindas de outros aspectos perceptivos, de modo que torne o processamento organizado e funcional.

Assim, o distúrbio do processamento ou da percepção da fala refere-se a dificuldades dessas habilidades auditivas centrais: atenção, identificação e integração, havendo acuidade auditiva. O que está implícito nessa definição é que um distúrbio da percepção da fala contribui para um distúrbio do desenvolvimento da linguagem e interfere no desenvolvimento das habilidades escolares. De forma geral, os problemas ditos de percepção ocorrem com outros, tais como: neurológicos, retardo mental, deficiências sensoriais, emocionais, pedagógicos etc. Outros fatores – genéticos, condições socioculturais peculiares, uso de medicamentos por longo tempo (quimioterapia) ou abuso de drogas – podem também contribuir para um desenvolvimento inadequado da percepção.

Os distúrbios do processamento auditivo na criança relacionam-se com maneiras diferenciadas de "ouvir" a linguagem, e por isso costuma-se encaminhá-la para os profissionais especializados em avaliar a audição. De forma geral, seguem algumas das razões:

- parecem não entender ou não ouvir as mensagens;
- hiperativos, atenção curta, se cansam em atividades longas;
- distraídos, parecem estar à mercê do ambiente;
- dificuldade em localizar a fonte sonora;
- irritados, sensíveis a sons intensos;
- não seguem instruções longas, não ligam para histórias;
- pedem, quase sempre, para repetir o que foi dito;
- dificuldade em memorizar informações verbais (não decoram dias da semana, meses do ano, telefones, alfabeto etc.);
- lentos para compreender piadas, trocadilhos;
- verbalizam pouco ou com esforço, têm dificuldade de lembrar palavras;
- não conseguem isolar sons dentro da palavra.

Essa heterogeneidade de dificuldades forma também um grupo heterogêneo de crianças e, nessas circunstâncias, traçar uma linha média pode levar a dados errôneos. Ainda não se tem o conhecimento exato da natureza da relação entre percepção da fala e aprendizagem, nem do processamento auditivo em si. Já se avançou muito; as evidências que se têm são inúmeras, mas a cautela é sempre necessária.

Existem alguns pontos importantes na avaliação da função auditiva central: é uma tarefa complexa, requerendo conhecimentos extensos sobre anatomia e fisiologia das vias auditivas, sobre as habilidades auditivas, sobre o desenvolvimento em geral e da linguagem, sobre a aplicação e interpretação dos testes propriamente ditos e dos fatores que podem afetar os resultados.

PROCESSAMENTO AUDITIVO

Do ponto de vista estritamente audiológico, o uso de uma bateria de testes para avaliar a audição central provê dados sobre: a) distúrbios corticais em adultos; b) distúrbios do tronco cerebral; e c) função auditiva central em crianças com problemas de comunicação oral e escrita. O crescimento da importância do uso de uma bateria de testes no diagnóstico de crianças com distúrbios específicos do desenvolvimento aponta para um evidente acréscimo nos dados relevantes para o estudo das funções mentais elementares, o que levará, sem sombra de dúvida, ao conhecimento mais específico do processamento.

Existem, então, pelo menos duas maneiras de abordar o processamento auditivo: uma é a da perspectiva do diagnóstico e outra a da educação ou do desenvolvimento. Mas o dilema que envolve ao menos essas duas abordagens diz respeito às habilidades do sistema funcional auditivo: são elas a base para o desenvolvimento da linguagem ou elas são o resultado da aquisição da linguagem?

Uma saída para esse dilema está no fato de que somente as características morfológicas do ouvido humano possibilitam o desenvolvimento do sistema funcional auditivo, mas a explicação do desenvolvimento desse "ouvido verbal" está, exclusivamente, na existência da linguagem. Isto significa que o sistema auditivo humano só é capaz de identificar, analisar, memorizar e integrar arranjos seqüenciais de fonemas (palavras e seqüências de palavras) porque o cérebro humano está filogeneticamente estruturado para tal, para aprender a ouvir e a falar; porém, a sua existência só é explicada pela linguagem desenvolvida.

No entanto, a aprendizagem e o desenvolvimento são processos interdependentes, interligados. A aquisição de novas formas de comportamentos depende do processo de maturação, ou seja, do desenvolvimento orgânico do sistema nervoso. Luria afirma: "O processo de maturação prepara e possibilita um determinado processo de aprendizagem, enquanto o processo de aprendizagem estimula, por assim dizer, o processo de maturação e o faz avançar até certo grau" (1991, p. 4).

As funções cognitivas não são apenas faculdades mentais indivisíveis e localizáveis no cérebro, mas, são sistemas funcionais dependentes do funcionamento conjunto de diversas áreas cerebrais. Numa visão luriana, os sistemas funcionais da atividade mental estão organizados em três unidades interdependentes: uma que regula a atenção; outra que recebe, processa e memoriza as informações; e, por último, a que controla toda a atividade mental.

A compreensão da linguagem começa com a percepção de palavras isoladas, logo passa para a percepção de frases isoladas, para então se produzir a identificação do seu sentido geral. Essa sucessão é apenas uma sucessão lógica, pois desde as primeiras etapas surgem hipóteses ou suposições sobre o sentido da comunicação. No processo de compreensão é fundamental a busca de sentido daquilo que foi identificado, o que conduz à escolha de uma das hipóteses. Donde se conclui que o processo perceptivo é fundamental na compreensão da linguagem, mas é antes de tudo um processo independente. Nos estágios iniciais da formação dos processos cognitivos, a percepção auditiva é bastante necessária, só deixando de ser quando o pensamento passa a coordenar as percepções e a cognição.

Como já visto, um distúrbio da percepção da fala, ou processamento auditivo, refere-se a dificuldades auditivas centrais:

- atenção;
- reconhecimento ou análise da seqüência;
- memória.

PROCESSAMENTO AUDITIVO

Uma dificuldade de atenção pode ser revelada por um mau desempenho em entender a fala quando existe muito ruído no ambiente. Ou seja, a criança ou adulto terá dificuldade em fazer o destaque figura-fundo. Recordando o que foi visto sobre atenção, é uma questão de selecionar e direcionar o foco.

Reconhecer ou analisar uma seqüência de sons é uma função das células especializadas, capazes de processar as informações fonético-acústicas e interpretá-las de acordo com as regras sintáticas e semânticas.

Se as experiências anteriores não foram suficientes para garantir que a criança tenha um desempenho adequado para sua idade em tarefas e situações que exigem um bom processamento auditivo, pode-se suspeitar de um distúrbio. Da mesma forma, se um adulto que ouvia normalmente, após um acidente ou doença passa a mostrar dificuldades, é muito provável que seja devido a um distúrbio do processamento. Portanto, os distúrbios na criança são, na maioria das vezes, devido a problemas na maturação do SNAC, enquanto, nos adultos, são conseqüências de uma lesão no sistema nervoso.

O que está implícito é que um distúrbio da percepção da fala contribui para um distúrbio do desenvolvimento em geral, prejudicando a aquisição da linguagem, interferindo nas habilidades escolares ou, no caso de adultos, alterando a própria linguagem nos aspectos de compreensão ou evocação de palavras.

Mas, contudo, os problemas de desenvolvimento da percepção da fala ocorrem, com freqüência, juntamente com alterações neurológicas, retardo mental, deficiências sensoriais, distúrbios emocionais etc., além dos fatores genéticos, ou de condições socioculturais ruins e abuso de drogas. Assim, condições ontogenéticas podem determinar um processamento insuficiente, e este prejudica o bom desenvolvimento da linguagem e da escolaridade.

89

Modelos operacionais de avaliação

Existe uma progressão lógica no estudo da avaliação do SNAC estabelecida por Hurley, que inclui uma transição dos dados anatômicos para os dados obtidos em testes clínicos. Para tal, um modelo de avaliação deve possibilitar o levantamento de dados a serem relacionados com o modelo funcional ou análogo do SNAC. Assim, um modelo ideal deve englobar a organização anatômica e funcional do SNAC, com uma capacidade intrínseca de direcionar a localização do distúrbio auditivo de origem central.

De acordo com Hurley, o melhor modelo indica sete pontos potenciais de disfunção:

1. no nervo auditivo ipsilateral à transmissão para o Núcleo Coclear (NC);
2. na atividade de recodificação do NC;
3. na transmissão contralateral do fluxo ipsilateral do NC para áreas mais cefálicas do SNAC;
4. na interação binaural, ao nível do Complexo Olivar Superior (COS);
5. na transmissão do produto da interação binaural do COS para os Corpos Geniculados Mediais (CGM) e para radiações auditivas;
6. no processamento da informação mono e/ou binaural no girus de Heschl;
7. no processamento intra- ou inter-hemisférico;

Outro modelo para a avaliação da audição central postula o seguinte:

- Sob condições dicóticas (mensagens competitivas), a entrada da orelha ipsilateral para cada hemisfério é suprimida pela entrada da orelha contralateral.

PROCESSAMENTO AUDITIVO

- A competição refere-se ao que ocorre no sistema de fala do hemisfério esquerdo (HE), entre as informações que chegam diretamente pela via direita por meio das vias do tronco cerebral, e as informações que chegam pelo trato transcalosial (pelo corpo caloso, que interliga os dois hemisférios) da área de associação do hemisfério direito (HD) que processa as informações vindas pela via esquerda.

Outros estudos para aperfeiçoar esse modelo sugerem que a maior parte das "entradas" para cada lobo temporal é referente à orelha contralateral, aonde os sinais chegam na área auditiva primária, sendo processadas na área adjacente de associação auditiva. Na prática, uma lesão cortical no lobo temporal esquerdo diminui o processamento do fluxo que entrou pela orelha direita (OD) em ambas as áreas – primária e secundária –, enquanto a entrada da orelha esquerda (OE) só é comprometida na área de associação posterior ao cruzamento da via no corpo caloso. No caso de lesão do lobo temporal direito (D), a OE é prejudicada devido ao dano da área de associação antes da conexão transcalosial, impedindo que cheguem informações à região de associação do hemisfério dominante esquerdo (E). Quando a lesão é nesse hemisfério (E), em vez da OD é a OE a ser prejudicada, porque o impedimento está na passagem do fluxo pelas fibras de associação do corpo caloso que cruzam a linha mediana da área secundária D para o hemisfério E; no entanto, essa lesão não prejudica o processamento das informações que chegam da OD às áreas de associação do hemisfério E.

A Figura 3, a seguir, esquematiza os dados anatômicos envolvidos na avaliação do sistema auditivo central.

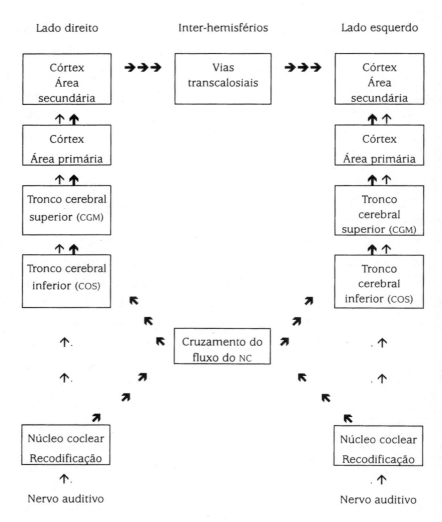

Figura 3. Modelo racional para a avaliação das vias do sistema auditivo (cruzadas = ↟ e ipsilaterais = ↑), considerando os níveis: tronco cerebral inferior, superior e cortical. Os níveis abaixo do cruzamento, fluxo do núcleo coclear, pertencem à porção periférica do sistema auditivo.

RedundÂNCiA e ruído

Para avaliar a função auditiva central, deve-se basicamente apresentar ao paciente tarefas que combinem efeitos de redundância, tanto intrínseca quanto extrínseca. O multimapeamento do SNAC, dado pela representação bilateral de cada orelha em cada hemisfério cerebral, pelas vias cruzadas, pelas conexões hemisféricas e pelas projeções em outras áreas corticais, compõe a referida redundância intrínseca. O sinal acústico, que faz parte do sistema lingüístico de comunicação, também é redundante, em vista de suas numerosas pistas, as quais ajudam o ouvinte a identificar os sinais de fala, o que na avaliação do processamento auditivo é chamado de redundância extrínseca:

- faixa de freqüência dos fonemas (em seqüências);
- intensidade, tempo e duração das sílabas;
- pista semântica ou familiaridade com o vocabulário;
- pista sintática ou uso do vocabulário.

A redundância é constituída pelas pistas excessivas de um mínimo requerido nas relações dos componentes de um sistema receptivo e de uma informação. A redundância, do ponto de vista da comunicação, é o resultado da interação de certos fatores do falante, do ambiente, da mensagem e do ouvinte. Na terminologia dos estudos de sistemas de comunicação, o conceito oposto ao de redundância é o de ruído: este é constituído por fatores cujos efeitos trazem confusão e reduzem a redundância de determinada informação. A importância da redundância está no fato de combater o ruído, isto é, quanto maior a redundância, intrínseca ou extrínseca, melhor a resistência ao ruído, garantindo informações suficientes para o ouvinte predizer os elementos perdidos da mensagem.

A combinação da redundância extrínseca com a intrínseca, operacionalizada num teste, vai revelar nas respostas uma performance que pode ser classificada como boa, razoável ou rebaixada. Existe um modelo funcional básico e clássico, esquematizado a seguir, que facilita a compreensão operacional da avaliação do SNAC no que se refere à combinação dos efeitos da redundância extrínseca e intrínseca:

Redundância extrínseca (sinal de fala)	Redundância intrínseca (SNAC)	Inteligibilidade da fala
normal	normal	boa
reduzida	normal	razoável
reduzida	reduzida	rebaixada

Assim, um indivíduo, diante de uma tarefa sem dificuldades, e contando com um sistema auditivo íntegro, terá uma boa inteligibilidade. Quando os sinais de fala são apresentados com dificuldades para reduzir o número de pistas (redundância reduzida), o sujeito com sistema nervoso auditivo intacto deve reconhecer a maior parte dos sinais. No caso de haver redução intrínseca, isto é, do SNAC, combinada com a redução das pistas redundantes extrínsecas, a inteligibilidade será rebaixada.

O sistema nervoso auditivo também é redundante levando-se em conta o número de fibras e a composição de sua estrutura. Estudos laboratoriais revelam que as fibras que partem da cóclea, em torno de 30 mil, se multiplicam no tronco cerebral, chegando a 100 mil, e em torno de 10 milhões de fibras atingem o córtex auditivo. A transmissão e estabilização do sinal nas vias nervosas ficam bastante garantidas dessa forma, a qual é entendida como redundância intrínseca.

Controlando as variáveis em um teste

Os testes chamados de fala sensibilizada têm como objetivo principal avaliar a função auditiva de indivíduos com linguagem desenvolvida, que apresentem dificuldades para compreendê-la por imaturidade funcional ou que passaram a apresentá-la porque perderam parte ou toda a capacidade de se comunicar, devido a uma lesão cerebral. Só é possível testar a percepção da fala usando a própria fala, sensibilizada, em sujeitos que já desenvolveram a linguagem. As pesquisas realizadas para desenvolver os testes que vêm sendo utilizados desde aproximadamente a década de 1950 sempre tiveram como critério apresentar os sinais de formas peculiares e associar as respostas com diversas possibilidades de localização da lesão cerebral.

Os pesquisadores italianos Bocca (1958) e Callearo & Lazzaroni (1957) foram os pioneiros em reconhecer e teorizar sobre o fato de que os distúrbios auditivos podem ser detectados se a redundância dos estímulos de fala apresentados for reduzida. Isso porque observaram inúmeros sujeitos com queixas de dificuldades diversas em compreender o que lhes era dito, mas nos testes de discriminação vocal (sem redução de pistas) apresentavam um desempenho bom, normal. No entanto, ao ser alterada a velocidade da fala gravada, a discriminação ficava muito rebaixada, comparada aos dados da discriminação vocal.

O número de pistas desses sinais pode ser reduzido mediante filtragem de bandas de freqüência, de aceleração da velocidade da fala ou da compressão do tempo, efeitos estes que distorcem a fala. Pode-se também manipular a intensidade dos sinais pela apresentação em níveis intensos, distorcendo a fala.

Outra maneira de se combinar dados das redundâncias intrínseca e extrínseca é a forma de apresentação. Os estímulos podem ser apresentados via monoaural (numa orelha) ou via binaural (nas duas orelhas). Nos testes monoaurais, quando os sinais de fala são distorcidos em um dos aspectos acústicos, as habilidades perceptivas verificadas são de fechamento auditivo e destaque de figura-fundo, além das habilidades próprias do sistema, isto é, verifica-se a capacidade de cada uma das vias nervosas auditivas em transmitir e estabilizar os sinais de fala. Na condição binaural, distinguem-se dois tipos de tarefa auditiva: a não competitiva ou diótica e a competitiva ou dicótica. A tarefa não competitiva é aquela em que os estímulos são iguais e simultâneos nas duas orelhas; é competitiva quando são apresentadas duas mensagens diferentes ao mesmo tempo, uma em cada orelha. No dia-a-dia, a tarefa de ouvir é competitiva, pois ouvimos várias coisas ao mesmo tempo; por exemplo, enquanto estamos atentos a uma pessoa falando, pode haver outras falando, cachorro latindo, carros buzinando num congestionamento, torneira aberta quando alguém está lavando a mão etc.

Resumindo, para controlar a redundância intrínseca, o material pode ser:

1. distorcido na intensidade: esta deve ser elevada o suficiente para ultrapassar o limiar do Índice de Reconhecimento de Fala (IRF), verificando a função da Performance na Intensidade (PI);

2. distorcido nas freqüências: modificando os sons da fala com o auxílio de filtros eletrônicos que eliminam decibéis nas freqüências desejadas. São de dois tipos:
   - um corta as freqüências altas, deixando passar as baixas, por isso se chama teste de Fala Filtrada Passa-Baixa; dificulta a identificação dos fonemas consonantais,

PROCESSAMENTO AUDITIVO

cujos espectros contêm uma concentração de freqüências altas;

- o outro tipo, chamado de Passa-Alta, deixa passar as altas; vai prejudicar a identificação dos sons vocálicos, compostos basicamente de freqüências baixas.

3. distorcido em função do tempo, sendo preciso comprimir ou acelerar a apresentação do sinal de fala:

- obtém-se o efeito aumentando a velocidade na rotação, resultando em uma alteração das freqüências dos sinais de fala;

- ou mediante um locutor hábil, o que mantém o espectro;

- o material lingüístico apropriado para esse tipo de teste é a sentença, pois é necessário um sinal mais extenso, garantindo o reconhecimento e a compreensão da mensagem.

Especificando-se as funções do sistema auditivo, pode-se chegar a uma classificação dos testes de acordo com a tarefa e a função testada:

- síntese binaural: cada via, isto é, cada orelha recebe uma porção da mensagem (alternando as sílabas de uma palavra nas orelhas, ou filtragens diferentes para cada orelha), e o sujeito deve realizar a síntese, ou fusão, para haver identificação;

- separação binaural: cada via recebe uma mensagem diferente, sendo esperado do sujeito realizar a tarefa analítica de identificar cada uma das mensagens;

- resistência à distorção: cada via deve identificar a mensagem distorcida, sendo necessário o sujeito predizê-la considerando poucas pistas;

- dominância hemisférica: não depende de uma tarefa, mas é observada nos resultados de uma bateria de testes que revelam uma assimetria esperada nos desempenhos dos ouvidos, principalmente em crianças, indicando o hemisfério dominante para identificar a fala.

Na realização dos testes binaurais com mensagens competitivas, o paciente é requisitado a executar tarefas que podem ser agrupadas em três tipos:

- solicita-se ao paciente que preste atenção em uma mensagem primária, dada numa orelha, e desconheça a competitiva secundária, dada na outra orelha;
- solicitam-se respostas diferentes a dois estímulos diferentes, simultâneos, dados um em cada orelha;
- na tarefa de síntese ou fusão binaural, em que são apresentadas diferentes porções de um sinal de fala ou de uma mensagem, a resposta solicitada refere-se a um único estímulo que deve ser detectado quando ocorre a fusão binaural.

Os testes que utilizam estímulos distorcidos ou misturados a um ruído produzem respostas mais cognitivas na condição de apresentação monoaural, sendo agrupados em dois tipos:

- destaque de figura-fundo, em que o sujeito deve destacar os sinais de fala misturados a um ruído competitivo;
- fechamento auditivo, em que o paciente deve reconhecer o estímulo de fala com poucas pistas, devido à filtragem de bandas de freqüência, ou aceleração da velocidade ou compressão do tempo do sinal de fala.

PROCESSAMENTO AUDITIVO

De acordo com o método utilizado para ser obtido o escore no teste, o qual pode ser relativo ao total de acertos ou de erros, a análise e a interpretação dos resultados revelam outros dados perceptivos do sistema auditivo central. Quando o escore se refere a cada uma das orelhas, pode-se verificar qual é o ouvido dominante e como está a atenção (eficiência de detecção, resistência à interferência) do ouvido não-dominante, além de outras assimetrias perceptivas próprias unicamente do sistema auditivo.

O que fundamenta um teste

Pouco tempo depois que começaram as pesquisas com testes de fala sensibilizada, houve esclarecimento das relações fundamentais na avaliação do processamento auditivo ou percepção da fala. Por exemplo, a discriminação auditiva era vista como a relação entre uma sílaba e o vocábulo em que estivesse inserta, ao ser apresentado um par de palavras diferindo apenas por um fonema, como faca/vaca ou mar/bar ou sílabas pe/te ou cle/cre; por memória auditiva entendia-se a capacidade de reter palavras, reproduzindo determinada seqüência delas. Quando a proposta é avaliar a percepção auditiva, como seria possível se não se estabelece, no método, uma relação entre o estímulo e o sistema funcional auditivo em que é processado?

Já o teste que mede o índice de reconhecimento de fala (IRF), antigamente chamado de teste de Discriminação Vocal, considera a habilidade de reconhecimento na identificação de palavras de uma lista em que todas as possibilidades dos sons da língua estão incluídas. Nos resultados desse teste são relacionados os dados clínicos (desempenho) com dados anatômicos (funções) do sistema auditivo, comprovadamente apenas em nível sensorial. Uma criança que apresenta trocas na escrita, as quais sugerem dificuldades de natureza auditiva, quando passa por uma avaliação logoaudiométrica tem, com freqüência, um bom desempenho no IRF porque, em geral, não há comprometimento sensorial. No entanto, o desempenho pode aparecer comprometido nos testes de fala sensibilizada.

A fundamentação das provas que avaliam a percepção auditiva vem da psicolingüística, por isso sem relação com o sistema funcional auditivo. A base está em noções gestadas de teorias que partem do pressuposto de que a percepção da fala é um processo passivo da mente, estabelecendo a relação apenas entre uma parte do estímulo com o estímulo propriamente dito, seja do ponto de vista fonológico ou semântico, e não com o sistema funcional como fazem os testes audiológicos, tomando o exemplo do teste citado acima para verificar o índice de reconhecimento. Portanto, é preciso romper com essa noção de senso comum, propondo como princípio epistemológico estabelecer um consenso com as normas científicas para produzir o conhecimento da percepção auditiva.

Mas é importante ressaltar ao leitor que o processo de avaliação não deve apenas quantificar as habilidades auditivas; é necessário qualificá-las, entender os indícios vindos dos porcentuais de reconhecimento de fala. Uma avaliação da percepção da fala deve descrever um perfil da capacidade de processamento auditivo do paciente que seja útil para a condução do processo terapêutico.

As relações entre o processamento auditivo e os distúrbios das habilidades específicas escolares, ou distúrbios da aprendizagem, como são comumente referidas, poderão ser mais bem conhecidas com as pesquisas que vêm sendo feitas usando testes de fala sensibilizada, ou seja, testes que tenham controle efetivo das variáveis extrínsecas (sinais de fala) e das intrínsecas (vias auditivas centrais). Com base no fato de que muitas vezes essas crianças têm alguns comportamentos comparáveis aos de uma criança surda (não atende às ordens, não responde quando chamada enquanto está interessada em outra atividade), formas diferentes de pesquisas podem ser realizadas para verificar o desempenho de crianças com baixo rendimento acadêmico em diferentes testes de audição central. De forma geral, tudo indica que o teste SSW, descrito a seguir, leva a uma diferenciação, estatisticamente significativa, entre crianças com distúrbios específicos de desenvolvimento (aprendizagem) e as que não têm tais problemas, facilitando o diagnóstico diferencial entre os distúrbios emocionais, os perceptivos e os cognitivos.

O teste SSW, um teste da audição para fala, é uma forma de investigação psicofisiológica; refere-se à dependência orgânico-funcional, ou seja, o sistema nervoso é o "substrato" orgânico da função auditiva. Como a percepção é sempre de algo material, de algo produzido em condições reais, para investigar a realidade da percepção é necessário executar uma série de operações, as quais também vão se realizar em condições que podem ser descritas e vão examinar as funções mentais decorrentes de tais condições materiais, observáveis no comportamento. A atividade do sujeito examinado torna perceptível sua psique para o pesquisador.

A análise psicofisiológica na investigação psicológica é uma metodologia auxiliar, pois o que estudamos em psicologia são as relações recíprocas entre a psique e a conduta, ou a consciência e a atividade, em suas aparências concretas, mas não fixas, visto que variam a cada instante (tempo), e em seus elementos. A experimentação que vem sendo realizada com o teste SSW consiste em colocar ao alcance da observação objetiva as particularidades do sistema auditivo, um processo psíquico elementar e interno, a percepção auditiva. Os itens do teste criam uma situação em que o processo externo reflete o processo interno, possibilitando uma interpretação orgânico-funcional dos dados.

Ao que tudo indica, o teste SSW é um instrumento cognoscitivo que possibilita o processo desse conhecimento, verificando numa vivência epistêmica as mudanças necessárias no paradigma, especialmente quanto ao que se entende por percepção auditiva no desenvolvimento da linguagem, da fala e das habilidades escolares, incluindo o conhecimento da anátomo-fisiologia do sistema auditivo e dos distúrbios perceptivos deste sistema.

Desde que foi criado até os dias de hoje, o teste SSW continua a ser muito empregado nos Estados Unidos, tendo grande aceitação. É considerado um teste de aplicação rápida que provê resultados importantes para o acompanhamento do paciente, seja criança ou adulto. No Brasil é utilizado de forma discreta, necessitando ainda de muito trabalho de pesquisa para contornar pequenos impasses, especialmente os criados por haver duas versões que utilizam sinais de fala bastante diferentes. Alguns fonoaudiólogos já utilizam o teste na avaliação de linguagem como triagem, isto é, aplicam o teste por intermédio de um *walkman* ou *diskman*, em casos com comportamentos que indicam dificuldades na percepção auditiva. Se apresentarem resultados sugestivos, serão encaminhados para uma avaliação audiológica completa, que inclua a investigação do processamento auditivo.

Avaliando o processamento auditivo

Em primeiro lugar, só tem sentido realizar uma avaliação do processamento da fala em pessoas com queixas de dificuldades. No caso de adultos, a queixa básica é relacionada à perda da linguagem como seqüela de alguma lesão cerebral, seja por causa de um derrame (AVC), um tumor ou um traumatismo craniano. No caso de crianças, fica mais complicado identificar se é ou não um caso para avaliação, pois os sinais são diversos, como se pode ver a seguir.

Pistas importantes para se suspeitar de um distúrbio auditivo central são conseguidas observando-se a compreensão ou a habilidade da criança em seguir comandos verbais, compreender discussões de classe, reter informações ou entender o significado de palavras novas.

Outras pistas no comportamento de crianças podem ser indicativas: se a criança se dispõe a responder questões, se opina sobre algo; ou, ainda, como faz uso da linguagem, se ocorrem desvios fonêmicos, sintáticos ou semânticos.

Outras características relativas ao humor: verificar se a criança muda de humor, se é agressiva, se é hiperativa ou sossegada, mas no sentido de ser deprimida. E mais: a criança deve ter a linguagem desenvolvida, pois só é possível testá-la usando a própria fala.

Em linhas gerais, diante dessas pistas podemos concluir que o distúrbio do processamento auditivo apresenta indícios no comportamento auditivo, na fala, na comunicação, no humor e na forma de interagir.

Embora as pistas acima sejam diversas e abrangentes, no intuito de completar um pouco mais, é comum encontrar na história observações sobre a fala da criança, a qual pode se apresentar com:

- **circunlóquio**, no sentido de não encontrar a palavra certa **ou parecer ter** se esquecido do que queria falar;

- perseveração em idéias ou formas gramaticais, como perguntar sempre a mesma coisa, mesmo depois de ter obtido uma resposta razoável;
- pouca verbalização ou com esforço evidente;
- dificuldade de lembrar seqüências, como meses, dias da semana etc.;
- ecolalia, isto é, repete um comando verbal buscando compreendê-lo;
- uso de poucas pistas fonéticas na leitura oral ou no reconhecimento de palavras.

Além da avaliação do processamento auditivo, é importante complementar o estudo de caso, tanto para aprofundar o conhecimento dos distúrbios da comunicação ou da aprendizagem quanto para poder orientar a melhor linha terapêutica a ser seguida:

- determinar a habilidade cognitiva: potencial e deficiências da memória e do pensamento abstrato;
- examinar as estratégias de aprendizagem: modalidades motoras, formas perceptivas da audição e da visão;
- avaliar o potencial acadêmico: leitura, escrita, soletração e aritmética;
- examinar a adaptação socioemocional em casa e na escola.

Existe um dilema que envolve o estudo da percepção da fala, no que diz respeito às habilidades do sistema funcional auditivo: são elas a base para o desenvolvimento da linguagem ou o resultado da aquisição da linguagem? Uma resposta está no fato de que somente as características morfológicas do ouvido humano possibilitam o desenvolvimento do sistema funcional auditivo, mas a explicação deste "ouvido verbal" está, exclusivamente, na existência da linguagem.

Enfim, a avaliação da percepção da fala provê dados sobre os distúrbios corticais e do tronco cerebral em adultos, podendo localizar a área comprometida e da função auditiva central em crianças, inclusive maturidade do SNAC. A vantagem dos testes audiológicos é mostrar uma correspondência entre o desempenho medido e o local da lesão ou da disfunção, pois trabalham com dados anátomo-clínicos, o que contribui para os estudos audiológicos e neuropsicológicos.

O TESTE SSW

Os testes que avaliam a audição central podem colaborar na explicação dos distúrbios do desenvolvimento porque incluem a transição de dados anatômicos para os dados comportamentais obtidos nas respostas aos testes. Os sinais de fala estáveis, fáceis de serem reconhecidos, apresentados com controle da redundância extrínseca e intrínseca – como o corte em determinadas freqüências, ou misturados a um ruído, ou acelerados no tempo, mono ou binaurais, dióticos ou dicóticos –, revelam a função dos analisadores do SNAC.

O teste SSW possibilita mudar o ponto de vista paradigmático, por ser um procedimento que controla bem as variáveis intrínsecas e extrínsecas do processamento auditivo central. Os resultados permitem uma interpretação abrangente: atenção de cada via, memória imediata, memória para seqüências e maturidade do sistema. Usando sinais competitivos, simultâneos para as duas orelhas, o teste avalia a independência das vias auditivas e a função do lobo temporal, última etapa do processamento auditivo, como analisador das informações auditivas. Competição, além de ser uma maneira de apresentar sinais auditivos, refere-se ao que ocorre na área secundária auditiva no lobo temporal, onde deve ser possível o processamento de mais de um sinal acústico.

O teste SSW tem sua origem na área de conhecimento audiológico, prestando-se para avaliar a audição central e, para tanto, mantém o controle do sinal lingüístico, a maneira de apresentação dos estímulos, as relações com idade e as patologias neurológicas, o que permite estudar a percepção auditiva como um processo do sistema funcional auditivo, desatando esse nó epistemológico que vem unindo num só conceito habilidades estruturais de um sistema orgânico funcional e habilidades segmentadas do complexo ato de percepção da fala.

O procedimento é difícil de se entender, pois tem características multidimensionais para avaliar o desempenho das orelhas em tarefa auditiva dificultada pela apresentação dicótica (mensagens competitivas). Segundo o autor, Jack Katz, por ser um teste difícil de ser entendido, a aceitação se deu de forma gradativa: conforme foram sendo realizados estudos aplicando-se o teste, mais conhecimentos sobre o funcionamento do SNAC foram sendo adquiridos, e mais valorizados se tornaram os resultados do teste por contribuírem para o conhecimento dos distúrbios auditivos de origem central. Atualmente é um dos testes mais usados e mais conhecidos na clínica audiológica para avaliar o processamento auditivo, e as evidências indicam que é eficiente para o estudo dos processos envolvidos na obtenção de informações dos sinais captados e analisados pelo sistema auditivo.

A análise descritiva do teste SSW adaptado ao português, apresentada na minha tese de doutorado, demonstrou que o procedimento é sensível para verificar o desempenho da função auditiva do sistema nervoso central. As hipóteses experimentais desse estudo foram confirmadas. O desempenho dos grupos experimentais demonstrou que o teste manteve suas características originais, permitindo fazer relações com o que se conhece da transmissão dos sinais de fala no SNAC. Os estímulos competitivos provocam maior número de erros porque exigem que o sistema opere em seus limites; o ouvido esquerdo erra mais que o direito em função da dominância hemisférica para a fala; e quanto menos idade, maior o número de erros, o qual diminui gradativamente até os 11 anos, quando termina o processo de maturação da função auditiva e os resultados ficam iguais aos do adulto normal.

O teste SSW foi criado e desenvolvido por Katz, em 1962, com o propósito de medir a integridade da audição em nível central. Consta da apresentação de pares de expressões espondaicas, uma em cada orelha, parcialmente sobrepostas, e é descrito, detalhadamente, a seguir. Os resultados do teste revelam o desempenho de cada ouvido, determinando onde está a disfunção, explicando como a informação auditiva está sendo processada em sujeitos com linguagem desenvolvida (maiores de 5 anos de idade), no que se refere à capacidade de atenção, memória imediata e memória para seqüências do sistema nervoso auditivo central.

Por causa da sensibilidade do teste, algumas precauções devem ser tomadas:

- deve ser administrado da forma padronizada, inclusive para calcular os escores e interpretar os resultados;
- deve ser feita uma avaliação audiométrica prévia, para tornar possível o cálculo dos escores e garantir que uma deficiência auditiva não interfira nos resultados;

- é pré-requisito ter a linguagem desenvolvida e aplicar o teste na língua-mãe do sujeito;
- para tal, o profissional mais preparado para aplicar o teste é o fonoaudiólogo.

A proposta de se adaptar um teste que avalia um aspecto do comportamento humano deve ser norteada por duas questões fundamentais: a primeira refere-se ao fato científico e técnico do teste como medida, e a segunda é uma questão sobre a ética do procedimento. A justificativa para o uso de determinado teste não deve se limitar à validade empírica, ou seja, não basta ser medida comprovadamente eficaz para avaliar determinada característica do comportamento humano. Devem ser consideradas as conseqüências sociais – custos, benefícios – e éticas – efeitos de uso, necessidade etc. – enfim, o que será acrescentado à população testada ou modificado nela.

Descrição do teste

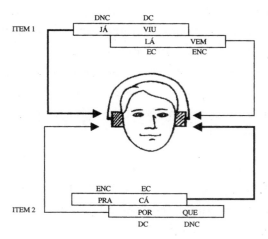

Figura 4.   Esquema do teste SSW.

Assim, cada item do teste é composto de duas expressões espondaicas, escolhidas de forma que sejam recombinadas e componham uma terceira expressão, como ocorre em:

- orelha direita: já viu;
- orelha esquerda: lá vem;
- recombinação: já vem.

A sobreposição de sinais diferentes, dados um em cada orelha, é parcial: como cada expressão é composta de duas palavras monossilábicas, apenas uma delas estará sobreposta, isto é, será apresentada ao mesmo tempo que uma das palavras da expressão é apresentada na outra orelha. A sobreposição parcial dá uma seqüência nos estímulos: na orelha em que inicia o item, a primeira palavra monossilábica é apresentada sem competição, e a segunda junto com o início da expressão da outra orelha. Nessa segunda expressão dá-se o inverso: o primeiro monossílabo é apresentado com competição e o segundo, sem. Exemplo:

Seqüência	1	2	3
Orelha direita	já	viu	
Orelha esquerda		lá	vem

As palavras apresentadas sem competição compõem a terceira possibilidade: já vem. Dessa forma, diante da dificuldade da situação competitiva para o sistema auditivo, a tendência normal será a de identificar com mais facilidade os sinais dados sem competição, e as falhas, em geral, ocorrerão nos sinais competitivos ou dicóticos.

O início de cada item é alternado entre orelha direita e esquerda ao longo do teste, o que permite verificar a atenção e memória de cada uma das vias – direita e esquerda. Assim, se o item começou na orelha direita, pode-se verificar a atenção da via nervosa direita (que sai da orelha direita e cruza para o hemisfério esquerdo do cérebro). E a seqüência dada pela sobreposição parcial das expressões espondaicas permite verificar a memória para seqüências, pois existe uma ordem: o primeiro monossílabo da primeira expressão, o segundo monossílabo da primeira e o primeiro monossílabo da segunda expressão (apresentação competitiva), um em cada orelha e, finalmente, o segundo monossílabo da segunda expressão.

Metade dos itens é apresentada iniciando numa orelha e a outra metade na outra orelha, alternadamente, como mostra a figura inicial deste item e o quadro a seguir. Assim, os itens de números ímpares têm início na orelha direita, enquanto os de números pares iniciam na esquerda, alternando sistematicamente. Um novo exemplo:

		1	2	3
Item ímpar	OD	já	viu	
	OE		lá	vem
Item par	OE	vai	ver	
	OD		vem	já

As respostas esperadas para esses itens são: "já viu, lá vem", nesta seqüência para o primeiro e "vai ver, vem já", para o segundo.

Portanto, os itens do teste SSW consistem na apresentação de sinais de fala fáceis e estáveis, em duas condições – competitiva e não-competitiva –, com início alternado para orelha direita e esquerda. Os erros podem refletir um comprometimento físico, quando há lesão, ou uma dificuldade perceptiva, porque fazem um viés constante nas respostas, chamados de efeito do ouvido, efeito da ordem, efeito de reversão e Tipo A.

O efeito do ouvido indica se há uma dificuldade em direcionar a atenção para um dos ouvidos, visto no viés de um número maior de erros quando o item começa em um deles. Como os itens vão alternando a orelha que recebe o primeiro espondeu, a soma dos erros nas colunas de erros correspondentes a cada orelha revelará se há ou não uma diferença significativa desse efeito.

Já o efeito da ordem é visto pela análise dos erros no primeiro espondeu e no segundo espondeu de cada item, não importando a orelha que recebeu o início do item. Essa análise comparativa revela se as respostas foram enviesadas de forma significativa por uma dificuldade de memória imediata, aquela memória de trabalho já referida. Se a memória é muito curta, o paciente vai repetir corretamente o primeiro espondeu e errar o segundo; se a memória é ecóica, o paciente repete apenas o segundo espondeu. Esse viés é o mais freqüente nos casos de distúrbios de aprendizagem.

Em termos de lesão, os efeitos do ouvido e da ordem, dependendo do número de erros, podem indicar comprometimento do lobo frontal ou temporal anterior, em torno do girus de Heschl (área primária) e área têmporo-parietal. Os resultados são comprovados por exames de tecnologia avançada que utilizam imagens.

O efeito de reversão se refere ao viés nas respostas devido a uma dificuldade em memorizar seqüências. É o que ocorre com crianças que não conseguem escrever algumas palavras de forma correta: escrevem "preda" em vez de pedra, ou "atre" em vez de arte. A razão está no fato de não reterem a seqüência dos fonemas, embora reproduzam todos, donde se conclui que o paciente identifica os fonemas, mas se atrapalha na hora de grafar. Uma análise complementar é verificar se as reversões ocorrem mais vezes quando o item começa em determinada orelha, ou se é aleatória.

Quando há lesão, esta será no girus de Heschl (áreas pré e pós-motora) e no lobo temporal anterior, acima ou abaixo da fissura de Silvian.

Finalmente, o viés Tipo A é visto na análise dos números de erros em cada coluna. Quando o número maior estiver ou na coluna C (relativa ao ouvido esquerdo e à condição competitiva), ou na coluna F (idem), mas desde que seja somente em uma delas, provavelmente a área comprometida fica na região do corpo caloso, responsável pelo processamento de informações multiperceptivas.

Revisando conceitos

Já foi observado que os adultos e as crianças normais, em torno de 11 anos de idade, apresentam o mesmo tipo de resultados no SSW, dentro da categoria normal. Em um estudo para avaliar a performance de um grupo de crianças entre 7 e 11 anos de idade, as conclusões foram:

- Conforme a idade cronológica aumenta, diminui o número de erros, assim como a amplitude do desvio-padrão.
- A performance do ouvido direito é superior à do esquerdo, nos resultados de crianças, sugerindo um efeito significativo da dominância do hemisfério esquerdo.
- A idade de 10 anos parece ser um estágio de transição entre a performance de crianças e a de adultos no teste SSW;

por volta de 11 anos o desempenho se equipara ao do adulto.

- Não há diferenças entre as performances dos meninos e das meninas nos grupos testados pelo autor.

Tudo o que se refere aos resultados obtidos com as crianças de 7 a 11 anos nas pesquisas de Katz pude observar no grupo estudado no doutorado, sendo que testei quatro faixas etárias: 5, 7, 9 e 11, constatando que o número de erros diminui, assim como o desvio-padrão, conforme a idade aumenta; que o ouvido esquerdo erra mais que o direito na condição competitiva e não há diferença entre o desempenho dos sexos.

O teste SSW teve e tem uma contribuição significativa epistemológica – quanto mais é aplicado, mais se conhece a respeito das funções auditivas e, reciprocamente, melhor se interpreta o teste, mais dados são colhidos e assim por diante. Foi um dos primeiros procedimentos usados nos Estados Unidos, e continua sendo um dos mais importantes para avaliar a audição central. Seu uso foi expandido na prática clínica médica, psicológica, fonoaudiológica, psicopedagógica porque:

- pode indicar o nível de maturidade das vias auditivas, demonstrando inclusive se o processo de maturação está ocorrendo, em avaliações periódicas no acompanhamento longitudinal da criança;
- pode identificar doenças neurológicas progressivas;
- pode avaliar uma melhora das habilidades auditivas resultantes da administração de medicamentos;
- pode auxiliar na descrição dos distúrbios auditivos, contribuindo para o conhecimento dos problemas de desenvolvimento da linguagem;

- pode demonstrar se a dominância cerebral para a linguagem está definida;
- pode indicar se o canal auditivo é uma via importante ou não para o aprendizado.

Procedendo a uma correspondência entre os dados estatísticos obtidos na aplicação do teste SSW que apresentei no doutorado com tudo o que foi estudado sobre processamento auditivo, pode-se afirmar que:

- a maturidade da função auditiva central tem a ver com o desenvolvimento das funções mentais da criança, pois aquelas que encontram dificuldades em aprender mostram nos resultados indícios de imaturidade do SNAC ou desvios em um ou mais aspectos das habilidades perceptivas;
- as habilidades envolvidas numa tarefa de reconhecimento de mensagens competitivas têm a ver com a arquitetura do sistema nervoso auditivo; uma disfunção dele pode trazer mais dificuldades para identificar sinais competitivos, que só é possível com a independência das vias nervosas auditivas;
- a dominância de um dos hemisférios cerebrais tem a ver com as diferentes manifestações de lateralidade do ser humano, biologicamente programadas na estrutura do sistema nervoso, e fundamentais no desenvolvimento das funções mentais superiores; enquanto no grupo de crianças normais há indícios de evidência da dominância hemisférica esquerda, no grupo de crianças não-normais o mesmo não ocorre.

O padrão predominante de dominância manual direita e do hemisfério esquerdo especializado para os esquemas lingüísticos

PROCESSAMENTO AUDITIVO

e práxicos tem muitas evidências de ser universal para todos os grupos étnicos e culturais do nosso planeta. Nos recém-nascidos, antes de serem influenciados pelo ambiente e pela cultura, esse padrão biológico já pode ser observado. O desenvolvimento dos esquemas está na dependência das relações do sistema nervoso com o ambiente, numa relação de influência recíproca: o processo de maturação condiciona os processos de aprendizagem, enquanto o processo de aprendizagem estimula o processo de maturação (do padrão biológico).

Experimentos realizados com animais, estudos anatômicos com cérebros de cadáveres, cujos sujeitos tinham sofrido em vida alguma injúria cerebral, e observações clínicas de pacientes neurológicos com lesões comprovadas em exames eletrofisiológicos, ou com dados cirúrgicos, possibilitaram um conhecimento aprofundado a respeito do que foi preconizado na época em que o teste ssw foi criado. Com o avanço dos estudos pôde se desenvolver baterias de testes para avaliar a audição central, o que abriu a área de conhecimento fonoaudiológico e está contribuindo em outras áreas nas últimas décadas.

Estudos com o teste ssw aplicado em crianças normais, bilíngües ou com queixas de dificuldades na escola revelam a necessidade de se continuar aplicando o teste, retestando, revendo a interpretação detalhadamente, comparando com a descrição das habilidades de linguagem oral e escrita dessas crianças, locomovendo-se em pontos de vista paradigmáticos, num ato epistêmico. Mas não só nessa área, pois faltam pesquisas que estudem os espondeus no português.

Apesar da falta de pesquisas sobre os aspectos lingüísticos da lista, parece que certos atributos a privilegiam em comparação aos espondeus de outras línguas: fazem parte do vocabulário da maioria da população falante do português brasileiro. Em uma verificação sobre a ocorrência das expressões na fala de brasileiros da cidade de São Paulo, pode-se notar que só ocorrem na linguagem distensa entre familiares ou amigos, de forma coloquial, servindo no discurso para iniciar, manter ou finalizar diálogos. E, com muita freqüência, embora sem conhecimento específico, é o vocabulário que resta aos afásicos (os que perderam a linguagem devido a uma lesão cerebral).

Essas questões foram apontadas em 1993, na defesa de tese de doutorado, como interessantes para pesquisa na área da lingüística, e só agora, depois de diversos trabalhos desenvolvidos com o teste SSW, ficou evidente que para continuar pesquisando os poderes do instrumento para avaliar o processamento central é necessário investir esforços no estudo de aspectos lingüísticos e psicolingüísticos dos sinais de fala.

É imperativo conhecer, primeiro, a análise fonético-acústica dos espondeus que compõem os itens do teste já gravado; segundo, a freqüência de ocorrência desses espondeus em *corpora* de fala; e, terceiro, num estudo psicolingüístico, estudar a sobreposição dos monossílabos na recuperação dos espondeus de cada item. Aliás, todos os testes audiológicos que utilizam sinais de fala deveriam fazer o mesmo: pesquisar a pertinência no vocabulário dos possíveis sujeitos a serem testados, descrevendo a ocorrência em diversos grupos socioculturais, analisar os sinais do ponto de vista acústico – medidas de duração das sílabas, variação das curvas de entonação ascendente e descendente.

Esses dois aspectos poderão colaborar no aperfeiçoamento da gravação do teste SSW, pois um dos problemas que têm sido observados como constância é o número elevado de erros em determinados itens nas amostras grandes com sujeitos normais.

Bateria de testes

Até aqui praticamente todos os fundamentos da avaliação do processamento já foram vistos. Com certeza, muito há para se pesquisar, e existem outros trabalhos que também tratam desse assunto, assim como pode haver outros pontos de vista. O que se apresenta, a seguir, são os testes que foram desenvolvidos com as expressões espondaicas em português do Brasil, e o teste CES, de ruídos ambientais competitivos, que é um instrumento complementar ao SSW. Todos os testes foram gravados em estúdio de som, por profissionais, e os testes com sinais competitivos (SSW, CES, Fala no ruído, Fusão binaural) foram mixados em mesa de som e por meio de um software apropriado para ajustar a sobreposição em termos de tempo e de intensidade.

SSW – Versão Machado

São 40 itens gravados, compostos por aproximadamente 60 expressões espondaicas, das quais pelo menos um terço se repete por uma ou duas vezes no decorrer do teste. Por enquanto, a versão gravada em 1996 continua válida, pois, como já mencionado, para modificá-la é preciso realizar um estudo mais aprofundado das questões psicolingüísticas envolvidas. Se alguns itens têm problemas quanto à sobreposição ou quanto ao vocabulário, ainda não há consenso em relação ao que realmente acontece.

Os estudos que mostraram uma preocupação em identificar os itens mais difíceis chegaram a resultados que não mostram nenhum realmente problemático. O porquê, não se sabe, pois tanto Mendes-Civitella, Rezende e Depentor apontam diferentes itens com muitos erros, e testaram crianças de idades próximas (entre 8 e 11 anos, 9 e 9, respectivamente). Isso leva a crer que se trata ou de um problema com a amostra ou um artefato do equipamento, sem invalidar a necessidade de mais estudos com a mesma gravação para que se consiga maior número de informações sobre os itens.

CES (Competitive Environment Sounds)

O CES é um procedimento baseado no teste SSW e serve como um complemento, pois existem grandes evidências de ser efetivo na identificação do hemisfério cerebral comprometido quando comparado ao SSW.

Esse teste de "sons ambientais competitivos" é composto de 20 itens. Nele são apresentados dois sons ambientais familiares (carro, moto, sirene, bocejo, trovão etc.) de forma dicótica, um em cada ouvido, por meio de uma gravação. Ao sujeito testado, são apresentadas cartelas para cada item do teste, sendo que nas cartelas estão desenhadas quatro figuras, das quais duas correspondem ao item apresentado. O paciente responde apontando as figuras identificadas com os sons ouvidos.

A forma de resposta exige uma boa visão, pois o paciente deve reconhecer o som e a figura correspondente. Esse tipo de resposta é o chamado conjunto fechado de respostas, porque o paciente tem um número limitado de opções para responder, sem ter de buscar dados da sua memória para reconhecer o sinal, como é o caso dos testes de reconhecimento de palavras sem outras pistas que facilitem a escolha das respostas.

Fala no ruído

São apresentadas listas com 20 expressões espondaicas gravadas misturadas com um ruído de recreio (movimentos, cor-

PROCESSAMENTO AUDITIVO

reria, fala, gritos e risos), em intensidades discretamente diferentes – a relação sinal de fala *versus* ruído é de +5 dB, ou seja, o sinal está gravado numa intensidade 5 dB acima da do ruído. A tarefa exigida é o destaque da figura-fundo (análise de parâmetros), e os resultados revelam se há estabilidade no reconhecimento do sinal de fala, possível pela análise feita mediante pistas que não foram mascaradas pelo ruído competitivo. Os pacientes com dificuldades perceptivas têm o desempenho rebaixado nessas condições de distorção, pois a análise é prejudicada pela resistência que o sistema apresenta em relação à distorção, o que torna a percepção da fala instável.

Fala filtrada

O teste consiste na apresentação monoaural (não há mixagem nessa gravação) de listas com 20 expressões espondaicas cada, gravadas de forma distorcida pela filtragem eletrônica de determinadas freqüências. Em uma lista são cortadas as freqüências de 2000 a 4000Hz (Passa-Baixa), em outra são eliminadas as baixas, 500 a 1000Hz (Passa-Alta). Esse teste é usado na versão Passa-Baixa, ou simplesmente PB, para detectar dificuldades na habilidade de fechamento auditivo (análise conjunta), pois reduzindo parte das pistas das consoantes, o teste exige que a identificação das palavras seja feita por antecipação segundo algumas pistas. A modalidade Passa-Alta, ou PA, é pouco utilizada na apresentação monoaural; tem a mesma utilização que o PB, mas como o espectro filtrado prejudica apenas o reconhecimento das vogais, tem uso limitado pelo número pequeno de fonemas atingidos.

Fusão binaural

Esse teste verifica o desempenho da audição, na sua função estereofônica, isto é, refere-se à somação das informações processadas pela via direita e pela esquerda. A apresentação das listas com 20 expressões espondaicas é feita por intermédio de uma gravação em que foram utilizados filtros diferentes para cada orelha, Passa-Baixa em um e Passa-Alta no outro. A resposta do paciente revela se há fusão, ou seja, se a transmissão dos sinais distorcidos em cada via auditiva é estável o suficiente para haver essa fusão de informações acústicas.

O teste é feito em duas apresentações, de forma que cada orelha receba as duas formas de filtragem – uma lista em que a modalidade PB está na orelha direita e outra lista com a PB na orelha esquerda. Considera-se como orelha testada aquela que recebeu a filtragem Passa-Baixa.

Performance na Intensidade – PI

Nesse teste os sinais de fala são distorcidos pela variação na intensidade – de muito baixa até o máximo que o paciente pode suportar –, isto é, desde o limiar de detectabilidade até o limiar de desconforto. Obtém-se uma curva, conhecida como "curva logoaudiométrica", na qual pode-se ver o desempenho na intensidade, por isso é chamado de teste da performance na intensidade ou simplesmente PI, cujo resultado é expresso mediante o cálculo de um rateio.

4

TERAPIA E ORIENTAÇÃO

Para compreender a terapia dos distúrbios de percepção da fala é preciso começar pelo começo: o desenvolvimento da percepção da fala. Desenvolvimento, a meu ver, passa pelo processo denominado ação comunicativa. Explicando: o bebê quando nasce tem um potencial a ser desenvolvido que só acontecerá se estiver em interação social. A cada ação do bebê dar-se-á uma interpretação do adulto e, num crescente, essas interpretações vão dando oportunidades de o bebê se expressar e também interpretar as ações do adulto. O desenvolvimento físico, biológico é favorecido pelo contato com o adulto, assim como o seu psiquismo só vai se formar nas interações, se apropriando e reproduzindo o conhecimento de gerações e gerações.

A cada contato com o mundo real será acrescentada mais uma sinapse no sistema nervoso central, assim como será mais um foco de atenção, mais um conhecimento, mais uma representação mental, mais um dado na memória. O processo terapêutico deve ser da mesma forma, tendo como ponto de partida o estabelecimento de focos de atenção, o que resultará em mais uma sinapse, levando a uma especialização de um feixe de fibras – e mais garantia de reconhecimento, de memorização.

SYLVIA FREITAS MACHADO

Conforme mencionado anteriormente, a representação mental é composta de inúmeras informações perceptivas e motoras, dentro de determinado contexto lingüístico, pertinentes ao conhecimento da pessoa. Assim, o conceito de número só existirá para a criança que estiver na escola, mesmo que saiba contar até 100, pois isso não implica saber somar, dividir, multiplicar, diminuir ou solucionar problemas. À medida que as experiências vão acontecendo, novas informações serão acrescentadas, modificando o conceito original. Isto é, a representação do tipo de contar 1, 2, 3, 4 etc. será modificada por representações ocorrentes no discurso, na linguagem, na interação, na interlocução.

Se uma criança desenvolve a linguagem sem se dar conta de que está pronunciando um fonema de forma inadequada, faltando determinado traço distintivo, ou está escrevendo errado, isso indica que o processamento dos sons da fala está alterado. É no discurso, na interlocução que são "negociadas" as estratégias para adequar a produção de determinado som que se trabalha.

A terapia dos distúrbios do processamento baseia-se no fato de que algumas habilidades auditivas fundamentais devem ser desenvolvidas. Estas são: independência das vias nervosas que conduzem os sinais de fala, fusão ou somação binaural, localização auditiva dinâmica, percepção de mudanças rápidas no sinal acústico, reconhecimento de palavras misturadas num ruído e outras. Tais habilidades não são cognitivas, mas relativas ao funcionamento das vias nervosas do sistema auditivo central, que garantem e estabilizam o processamento dos sinais de fala. Portanto, por princípio treina-se ou estimula-se a transmissão do sinal pela via nervosa, desde a porção mais periférica até os centros de associação.

Para melhorar o desempenho é fundamental trabalhar uma via por vez, por meio de fones, com microfone ou toca-fitas, ou

122

PROCESSAMENTO AUDITIVO

utilizando um molde intra-aural para eliminar a audição de uma das orelhas ou, ainda, usando aparelho de amplificação com um ganho pequeno nas freqüências da fala. Qualquer uma dessas maneiras possibilita a estimulação monoaural para serem treinadas as habilidades inerentes ao processamento auditivo, as quais possibilitam as habilidades cognitivas auditivas.

A abordagem depende muito da formação do terapeuta. Alguns não gostam de trabalhar com exercícios preestabelecidos, enquanto outros não sabem trabalhar sem algo concreto. Isso não faz tanta diferença, pois percebemos que as crianças se saem muito bem quando têm um contato eficiente na terapia, em que o vínculo é muito mais importante do que usar ou não exercícios. A formação do fonoaudiólogo depende da linha assumida na faculdade, onde os professores, pela coordenação pedagógica, decidem se a abordagem será mais técnica ou mais discursiva. Existem diferentes maneiras de ensinar, diferenças na sistemática das famílias de encarar a educação das crianças, o que leva a diferentes escolhas de escola e terapeutas. Por isso é importante falar de exercícios para tratar as dificuldades de percepção auditiva.

As pessoas com distúrbio de processamento auditivo necessitam de clareza, ouvir uma coisa por vez e de outros cuidados nas interlocuções. Inicialmente sugerem-se três jogos próprios para desenvolver a atenção de forma geral. Conforme a idade e as possibilidades da criança, é sempre bom fazer uma rodada em que o terapeuta lê as perguntas ou frases e o paciente responde, e depois os papéis são trocados: o paciente lê e o terapeuta responde. Pode-se, inclusive, pedir para a criança propor, pois será uma boa oportunidade para, juntos, descobrirem qual a estratégia utilizada quando a atividade requer apenas ouvir.

Atenção

a) Responder rapidamente sim ou não; ou bater uma palma para sim e duas para não; ou ficha azul para sim e vermelha para não:

Cachorro voa?	Gato mia?	Copo quebra?
Bola pula?	Você tem três pés?	Frio é quente?
Lâmpada queima?	Uma bola é redonda?	A chuva molha?
Uma cadeira é para sentar?	O céu está em cima de nós?	Um telefone fala?
A água molha?	Uma porta abre e fecha?	Um avião pode andar?
O céu é vermelho?	Os carros correm?	A casa anda?
Os patos nadam?	A grama cresce?	Um passarinho voa?
Uma nuvem é dura?	Barco nada?	Dois pássaros voam?
A grama é vermelha?	Os barcos flutuam?	Em cima é embaixo?

b) Descubra a palavra errada e repita a frase corretamente:

Suzana está brincando com sua loreca loira.

João quer ledar o bolo em cima da mesa.

Tomás deu comida aos gababos no zoológico.

Eu gosto de comer pão com manceida.

Nós tomamos café com cheine de manhã.

Maria foi para a escola de valo.

Você come com garfo e crada.

Mamãe lotusta com agulha e linha.

Quando chove, eu crescino de capa e guarda-chuva.

Vera comeu todos os gisvoidos.

c) Descobrindo palavras dentro da outra:
A palavra sapé tem a palavra pé dentro dela.
A palavra camarão tem a palavra...
A palavra mamão tem a palavra...
A palavra boneca tem a palavra...
A palavra passagem tem as palavras... e...
A palavra casaco tem a palavra...
A palavra parede tem a palavra...
A palavra marreta tem as palavras... e...
A palavra panela tem a palavra...
A palavra macarrão tem a palavra...
A palavra sapato tem a palavra...

A segunda sugestão seriam quatro jogos próprios para desenvolver a habilidade de análise dos sons da fala. Do mesmo modo, conforme a idade e as possibilidades da criança, é sempre bom trocar os papéis, alternando quem lê e quem responde, e estimular a participação da criança na criação de novos exercícios.

ANÁLISE E SÍNTESE

a) Descubra qual palavra tem a sílaba pedida:
salada – pato – ovo; sílaba "pa"
batalha – posto – ruim; sílaba "ta"
três – pimenta – tela; sílaba "te"
caroço – quer – fogo; sílaba "ca"
macaco – nariz – nó; sílaba "na"
mesa – carro – garagem; sílaba "sa"
pasta – buzina – goma; sílaba "go"
bola – escola – passeio; sílaba "bo"
pilha – martelo – ninho; sílaba "lha"
trigo – pão – molho; sílaba "mo"

b) Usando material concreto – fichas ou blocos de madeira –, pedir para a criança alinhar conforme o número de sílabas de uma palavra ou de acordo com o número de palavras de uma frase.

c) Pedir para a criança adivinhar a palavra que será dita por meio dos fonemas um a um, como se faz no método de alfabetização montessoriano. Começar com palavras monossílabas, como pé (p – intervalo de um segundo – é), lá, dá etc., depois de duas sílabas, corno dedo, boca, mala, podendo-se assim aumentar a dificuldade. É bom escolher coisas que estejam presentes no meio ambiente para poder dar pelo menos duas alternativas para a resposta.

d) Usando material concreto de dois tipos – um para sílabas tônicas e outro para átonas –, pedir para a criança alinhá-los, colocando um para cada sílaba, sendo destacada a tônica. Exemplos:
"pateta" = ficha amarela / vermelha / amarela; "bola" = bloco grande / bloco pequeno.

Trabalhar a memória é algo que deve ser feito mediante o destaque de alguns traços mnemônicos, ou seja, ensinando pistas que ajudem a evocar palavras, categorias semânticas, temas. Segundo Vygotsky, entre as funções da linguagem está a que possibilita aprender, estabelecendo novas relações conceituais e reorganizando as percepções. A memória imediata, ou procedural ou de trabalho, já descrita, é aquela que até mesmo pessoas iletradas têm, pois está diretamente influenciada pelos estímulos do ambiente. Seria, poderíamos dizer, a memória natural do ser humano, aquela com a qual ele nasce e que se modifica durante o desenvolvimento físico, comportamental e cultural, formando as funções psíquicas superiores.

PROCESSAMENTO AUDITIVO

É importante lembrar que as modificações que nos interessam no trabalho com distúrbios de processamento são as que partem de um estímulo externo e, sendo este sinalizado pela criança, podem se tornar em estimulação autogerada, isto é, a estratégia terapêutica pode criar comportamentos que vão ser modificados por eles mesmos. A seguir são apresentados alguns exercícios que podem ser adaptados para o conhecimento real da criança.

EVOCAÇÃO E MEMÓRIA

a) Depois de verificar se a criança conhece os pares de palavras que costumam ocorrer associados, dar apenas o primeiro vocábulo para a criança completar o par:

boca e nariz	garfo e faca	gato e cachorro
agulha e linha	pão com manteiga	papel e lápis
preto e branco	corte e costura	lápis e borracha
arroz com feijão	cão e gato	pai e mãe
calça e camisa	martelo e prego	sala e quarto
meia e sapato	água e sabão	ponto e vírgula
cara ou coroa	copa e cozinha	fruta e verdura
ouro e prata	café com leite	porta e janela
pé e mão	branco no preto	mesa e cadeira

b) Contar histórias curtas, pedindo antes para a criança "guardar na cabeça" determinados nomes. Por exemplo, combinar com a criança que ela deve guardar o nome de uma coisa que em geral fica no banheiro e aparece na seguinte história:

127

Rufião é um macaco superesperto. Ele vive no zoológico do Rio de Janeiro. Sabe, ele conhece quase tudo que uma criança carioca conhece; ele sabe o que é rádio de pilha, escova de dente, revistinha e até o que é astronauta. Seu sonho é ir para a Lua numa espaçonave.

Instrução: guarde na cabeça os nomes de cores que aparecem nessa história:

Marina fez aniversário no sábado. Ela ganhou um monte de presente dos amigos, mas gostou mais de um que veio embrulhado com papel branco e fita verde; sabe o que era? Um gatinho branco, fofinho demais. Só que ele fez xixi no vestido novo de Marina.

Os jogos abaixo são propostos em Vygotsky (1989, pp. 46-50):

c) Nesse jogo, a criança deve responder as questões sem usar determinadas palavras, e apenas uma para responder, com e sem o apoio de algumas fichas de cores:

1. Não pode usar os nomes das cores verde e amarelo, responder com uma única palavra e sem apoio de fichas:
    a) Você tem amigo?
    b) Qual é a cor de sua camisa?
    c) Você já viajou de trem (ou ônibus)?
    d) Qual é a cor dos vagões (ou do ônibus)?
    e) Você quer crescer?
    f) Você já foi alguma vez ao teatro (ou cinema, ou circo)?
    g) Você gosta de brincar no quarto (ou rua)?
    h) Qual é a cor do chão?
    i) E das paredes?

PROCESSAMENTO AUDITIVO

j) Você sabe escrever?

k) Você já viu uma flor chamada lilás?

l) Qual é a cor do lilás?

m) Você gosta de doces?

n) Você já esteve num sítio?

o) Quais as cores das folhas?

p) Você sabe nadar?

q) Qual a sua cor preferida?

r) Para que usamos lápis?

2. As palavras proibidas são: azul e vermelho, mas são oferecidos cartões dessas cores. Continua valendo que só pode ser usada uma palavra para responder, e acrescenta-se uma nova regra: não se pode repetir o nome de cor que já tenha sido usada em resposta anterior.

a) Você costuma passear na rua?

b) Qual é a cor das casas?

c) O sol está forte hoje?

d) Qual é a cor do céu?

e) Você gosta de bala?

f) Você já viu uma rosa?

g) Você gosta de verdura?

h) Qual é a cor do tomate?

i) E de um caderno?

j) Você quer brinquedos?

k) Você joga bola?

l) E qual é a cor da bola?

m) Você vive na cidade?

n) Você viu o jogo de futebol?

o) Qual era a cor da camisa do seu time?

p) Você tem um livro de histórias?

q) Qual é a cor da capa?

r) Quando é que fica escuro?

3. As palavras proibidas são as mesmas, assim como as perguntas e a regra de responder com uma única palavra, porém acrescentam-se oito cartões coloridos, entre eles as cores proibidas e umas perguntas para avaliar:

a) Como é, você acha que ganhou o jogo?

b) O que é que você não poderia fazer para ganhar?

c) E o que mais?

Quando se trata de criança com distúrbio de processamento auditivo, a orientação a ser dada aos pais, às pessoas de convívio mais freqüente e à escola deve tomar por base o desenvolvimento visto como uma ação comunicativa, ou seja, não se pode pensar apenas na audição, mas no entorno, o que inclui aspectos sociais e emocionais da criança e sua família. Conviver com uma criança que tem alguma dificuldade no desenvolvimento é, muitas vezes, bastante difícil, mas organizando a comunicação, a interação e a interlocução, traz um alívio para todos porque se pode sentir a competência de cada um, eliminando as frustrações ocasionadas pelas dificuldades da criança.

Em primeiro lugar, o desenvolvimento não é unilateral nem isolado, a não ser que pensemos em desenvolvimento biológico. Até este precisa do convívio para amadurecer, pois é na aprendizagem que os sistemas funcionais orgânicos entrarão em operação de forma social. Da mesma maneira que os aspectos orgânicos determinam os produtos de aprendizagem, estes determinam o desenvolvimento das habilidades dos sistemas funcionais orgânicos. Para entender essa afirmação, basta dar vistas ao que acontece na falta da audição, da visão, da inteligência, da motricidade ou da capacidade de interagir.

Quando pensamos o desenvolvimento como ação comunicativa, podemos considerar mais de uma pessoa no processo. Serão as atitudes próprias de um grupo de pessoas, incluindo a criança, que motivarão o processo de desenvolvimento. A motivação desse grupo vai determinando a competência interativa da criança, isto é, a capacidade de participar das interações feitas pelas ações e pelo discurso, sendo este funcional, contextual.

Os processos de amadurecimento e de aprendizagem percorrem uma série irreversível de estágios, sendo marcados por crises. A cada crise solucionada de forma produtiva, o desenvolvimento se afasta dos perigos de se tornar patológico (ou mais patológico), correndo em direção de uma autonomia crescente, com marcas da consciência individual e coletiva. Essa é a maneira de se ver a educação inclusiva, em que o que importa é a pessoa com suas necessidades próprias, sejam elas especiais ou não, suas competências, sua expressões, enfim, sua atividade comunicativa.

O comportamento do animal, do ponto de vista biológico, tem duas formas fundamentais de manifestação: uma é a inata, herdada de todas as gerações anteriores (a abelha faz colméia, a aranha tece sua teia), e a outra é o que o animal adquire durante a vida (o cachorro aprende a sentar, o macaco alcança a fruta com uma barra, a criança e o papagaio aprendem a reproduzir sons). No caso do homem, exclusivamente, existe uma terceira forma de comportamento adquirido durante a vida – a linguagem. Graças a ela, o homem pôde assimilar a experiência do gênero humano, adquirindo comportamentos que não são apenas produtos herdados, biológicos, como nos animais, mas compartilhados. Porém a atividade, seja dos animais ou do homem, é a comunicação entre seu grupo, totalmente ligada à sobrevivência.

O fator mais importante do desenvolvimento do homem, e que marca a diferença do desenvolvimento do animal, é o mecanismo de apropriação, aquele que transforma, pela aprendizagem, as estruturas externas em internas. A mente é capaz de sinalizar algo no mundo externo e, de forma gradativa, transformá-lo em sinal interno. Por exemplo, a ação de beber água no copo é sinalizada em inúmeras experiências compartilhadas com os adultos, até ser internalizada pela criança. Ela não aprende a beber água no copo porque é uma capacidade inata do homem, mas porque o seu aparato físico permite reproduzir uma ação compartilhada, motivada pelo grupo.

Conforme já visto, sinalizar significa dirigir a atenção para algo no mundo externo de acordo com um referente da preferência do mundo interno, relação esta real num universo simbólico, por onde passam as ações comunicativas. O desenvolvimento sociolingüístico se dá por fases que começam com as expectativas de ações e comunicações, a interpretação delas, sempre seguindo a direção da inclusão e interpretação dos papéis sociais, compreendidos desde o nascimento pela capacidade interativa dos sujeitos envolvidos.

Aprender conceitos, fazer associações mentais e operações lógicas do pensamento não são possíveis só porque a criança se submete ao aprendizado formal, mas porque ela adquire as experiências de forma generalizada pela linguagem. Compartilhando com o adulto as experiências de aprendizado, na família e na escola, ela chegará a fazer as generalizações conceituais e lógicas.

Entretanto, a essência do desenvolvimento da linguagem é o desenvolvimento das habilidades fundamentais do discurso. Ini-

PROCESSAMENTO AUDITIVO

cialmente, são estabelecidas as relações simples de som-conteúdo, passando por um nível intermediário de estabelecimento das relações léxico-gramaticais e, finalmente, o conjunto de funções da linguagem integra a criança na comunidade lingüística.

Como a aprendizagem se dá pelo mecanismo de apropriação, sendo, portanto, uma atividade compartilhada, essas funções da linguagem são adquiridas num movimento dos personagens envolvidos no processo de desenvolvimento, ou seja, adultos e criança. A função reguladora, por exemplo, é a primeira a ser aprendida – o adulto controla o comportamento do bebê, interpretando-o, nomeando as coisas do mundo ao seu redor, testando seu conhecimento etc. Depois virão as outras funções, até chegar ao domínio do discurso, que inclui todas as funções: instrumental, interacional, pessoal, heurística e informativa.

A cada etapa do desenvolvimento, formas particulares de atividade colocam a criança diante de problemas que devem ter uma solução. Esta, compartilhada com o adulto, serve como "reforço positivo", revelando tanto para a própria criança quanto para o adulto a eficiência da solução. O desvio para o desenvolvimento patológico ocorre quando adulto e criança vêm uma solução como algo ineficiente. Se o adulto está sempre dizendo "não, não é assim" para a criança, ela não se vê eficiente na escolha da solução, nem o adulto vê a criança como eficiente, sendo a ação comunicativa, portanto, ineficiente, ou uma interação ineficaz.

Numa interação eficaz, o adulto vai interpretar de acordo com as expectativas do contexto e dentro da zona proximal do desenvolvimento daquele momento concreto e daquela criança. Assim, a interação incorporada à linguagem introduz formas de perceber, analisar e atuar no mundo, que são impossíveis de

133

acontecer no isolamento de situações, como fazer a criança repetir inúmeras vezes uma lista de palavras com determinado fonema sonoro. Se o adulto dá a pista de como se produz tal fonema, indicando qual a diferença marcante entre a produção do fonema sonoro e seu oposto surdo, poderá iniciar uma negociação que é pertinente e eficaz durante uma conversa qualquer, pois o conhecimento das pistas acústicas pode ser resgatado nos momentos oportunos de aprendizagem (zona de desenvolvimento proximal).

A linguagem, que encerra a experiência e o conhecimento de gerações e gerações, intervém no processo de desenvolvimento da criança desde o início e enquanto houver possibilidade de aprendizado. A interlocução leva à aquisição de um sistema lingüístico, possibilita a reorganização de todos os processos mentais da criança, tanto do ponto de vista social quanto biológico.

Enfim, o que deve ser pontuado aqui é o fato de que não se pode tratar um distúrbio do processamento como se fosse algo isolado. É um fato verdadeiro e irrefutável que a terapia se realiza pela linguagem e na linguagem, negociando com a criança as estratégias para o melhor desempenho, sem colocar problemas insolúveis, como repetir palavras de uma lista.

Tive a oportunidade de ler na internet uma crônica que tratava da metáfora da borboleta e a psicopedagogia. Era mais ou menos isso: alguém descobre um casulo exatamente no momento em que a borboleta começava a romper o invólucro para de lá sair. Como é um processo demorado, a inabilidade em lidar com a espera fez com que essa pessoa resolvesse esquentar o casulo com seu bafo, considerando de forma razoável que estaria acelerando o processo. Realmente o casulo rompeu-se e logo saiu a borboleta se arrastando, com o corpo tremendo no esforço de desdobrar as asas. Mas foi inútil o esforço em continuar bafejando em cima da borboleta, ou mesmo de colocá-la na palma da mão para esquentá-la; a borboleta morreu. O desrespeito à lei da natureza impediu a realização do nascimento da borboleta, embora o processo tenha sido praticamente natural. A lagarta se alimentou para crescer, passou por um longo período de transformação para tornar-se um casulo. Mas não conseguiu completar o fenômeno natural de sobrevivência por interferência inábil do homem.

A competência da transformação está diretamente relacionada ao tempo, às experiências, à apropriação de conhecimento. Os distúrbios da aprendizagem, incluindo nesses o do processamento auditivo, são como o alimento que a lagarta precisa durante o processo de transformação, as etapas que se seguem em função do tempo e de uma ordem preestabelecida. A intervenção competente admite o fator tempo, leva em consideração que é um conhecimento reconhecer as pistas auditivas, e, dessa forma, elas podem ser oferecidas como estratégias do processamento, negociadas entre adulto e criança, e recuperando as etapas necessárias para que ocorra a apropriação desse saber.

Intervir no processo de desenvolvimento é considerá-lo uma ação comunicativa, em que existe co-autoria, parceria e respeito entre o terapeuta, a criança, sua família e pessoas próximas. E essa é a forma de se fazer da avaliação do processamento auditivo um instrumento significativo, que vale a pena ser aplicado.

Referências bibliográficas

ANASTASI, A. *Psychological testing*. 2. ed. N.Y.: The Macmillan Co., 1964.

BATTIN, R. R. Psycho-Educational Assessment of children with auditory language learning problems. In: ROESER, R. J.; DOWNS, M. P. *Auditory disorders in school children*. NY: Thieme Medical Publishers, 1988.

BEASLEY, D. S. *Audition in childhood: methods of study*. San Diego: College Hill Press, 1984.

BOCCA, E. Clinical aspects of cortical deafness. *Laringoscope*, 68, pp. 301-9, 1958.

C. PUPPO, A. *Alguns aspectos do processo de discriminação auditiva de sons da fala em crianças*. Dissertação de Mestrado, PUC-SP, 1981.

CALLEARO, C. & LAZZARONI, A. Speech intelligibility in relation tothespeed of the message. *Laringoscope*, pp. 67, 410-9, 1957.

CENAMO, C. M. V. *Um estudo sobre a discriminação auditiva do traço de sonoridade em crianças de 5 a 8 anos de idade*. Dissertação de Mestrado, PUC-SP, 1991.

DAMASCENO, B. P. & GUERREIRO, M. M. Desenvolvimento neuropsíquico: suas raízes biológicas e sociais. *Cadernos Cedes*, 24, pp. 10-6, 1990.

DENES, P. B. & PINSON, E. N. *The speech chain*. N.Y.: Bell Telephone Laboratories, Ancor Press, 1973.

DEPENTOR, G. A. N. *Análise dos valores de corte dos testes SSW, versão português-brasileiro, em crianças com 9 anos de idade*. Dissertação de Mestrado, PUC-SP, 2002.

EISEMBERG, R. B. The organization of auditory behavior. *Journal of Speech and Hearing Research*, 13, pp. 453-71, 1970.

FORGUS, R. H. *Perception. the basic process in cognitive development*. N.Y.: McGraw-Hill Book, 1966.

FRANÇOIS, R. Langage et pensée: dialogue et mouvement discursif chez Vygotsky et Bakhtine. *Enfance*, 42, pp. 39-48, 1989.

GARCIA, N. P. *Estudo de respostas à fala acelerada através de um teste de audiometria vocal sensibilizada*. Dissertação de Mestrado, PUC-SP, 1982.

GEERT, P. V. *The development of perception, cognition and language*. Londres: Routledge & Kegan Paul, 1983.

GUERREIRO, M. M. *Abordagem neurológica na síndrome do X frágil*. Tese de Doutorado. Unicamp, 1993.

HABERMAS, J. *Para a reconstrução do materialismo histórico*. São Paulo: Brasiliense, 1990.

HARRIS, M. & COLTHEART, M. *Language processing in children and adults*. Londres: Routledge & Kegan Paul, 1986.

HURLEY, R. M. Speech protocols in the central auditory nervous system evaluation. In: R. R. Rupp; K. G. Stockdell (eds.). *Speech protocols in audiology*. N.Y.: Grune & Stratton, 1980.

KATZ, J. *Handbook of clinical audiology*. 3. ed. Baltimore: Williams & Wilkins, 1985.

_____. *The SSW test manual – third edition*. Vancouver: Precision Acoustics, 1986.

KATZ, J. & ARNST, D. *Central auditory assessment: the SSW test*. San Diego: College Hill Press, 1982.

KEITH, R. W. *Central auditory and language disorders in children*. San Diego: College Hill Press, 1982.

_____. *Central auditory dysfunction*. N.Y.: Grune & Stratton, 1977.

_____. The SSW test interpretation. *Ear & Hear*, 4 (6), 1983.

LEONTIEV, A. *O desenvolvimento do psiquismo*. 3. ed. Lisboa: Livros Horizonte, 1978.

LIER, M. F. A. Constituição do interlocutor vocal. Dissertação de Mestrado. PUC-SP, 1983.

PROCESSAMENTO AUDITIVO

LURIA, A. R. *Fundamentos de neuropsicologia.* São Paulo: Edusp, 1981.

_____. *A construção da mente.* São Paulo: Ícone, 1992.

LURIA, A. R. & YUDOVICH, F. I. *Linguagem e desenvolvimento intelectual na criança.* 2. ed. Porto Alegre: Artes Médicas, 1987.

LURIA, A. R.; LEONTIEV, A.; VYGOTSKY, L. S. e outros. *Psicologia e pedagogia.* São Paulo: Editora Moraes, 1991.

MACHADO, S. F. A lista de espondaicos e outros estímulos na logoaudiometria. Dissertação de Mestrado. PUC-SP, 1988.

_____. A lista de espondeus e sua utilização na logoaudiometria. *Distúrbios da Comunicação,* 2, pp. 31-7, 1987.

_____. O teste SSW: a validação e aplicação de um instrumento no estudo e avaliação da percepção da fala. Tese de Doutorado. PUC-SP, 1993.

MENDES-CIVITELLA, M. C. F. O desempenho de crianças fluentes no inglês e português para três versões do SSW. São Paulo: Tese de Doutorado, USP, 2000.

MUSIEK, F. E. Neuroanatomy, neurophysiology, and central auditory assessment. *Ear and Hearing,* 7, pp. 349-58, 1986.

PALANGANA, I. C. *Desenvolvimento e aprendizagem em Piaget e Vygotsky.* Plexus Editora, 1994.

PINHEIRO, M. L.; MUSIEK, F. E. *Assessment of central auditory dysfunction.* Baltimore: Williams & Wilkins, 1985

REISBERG, D. *Auditory imagery.* New Jersey: Lawrense Erlbaum Associates Publishers, 1992.

REZENDE, L. M. *Análise do desempenho de crianças de 9 a 10 anos de idade para o SSW.* São Paulo: Dissertação de Mestrado. PUC-SP, 2001.

RODRIGUES, E. J. B. *Discriminação auditiva.* São Paulo: Cortez, 1981

ROESER, R. J. & DOWNS, M. P. *Auditory disorders in school children.* N.Y.: Thieme Medical Publishers, 1988.

ROTH, I. & FRISBY, J. P. *Perception and representation: a cognitive approach.* Milton Keynes: Open University Press, 1986.

RUBINSTEIN, S. L. *Princípios de psicologia geral.* Lisboa, Editorial Estampa, 1972, vol I.

SANDERS, D. A. *Auditory perception of speech*. New Jersey: Prentice-Hall Inc., 1977.

_____. *Aural rahabilitation*. 2. ed. New Jersey: Prentice-Hall, 1982.

SPITZER, R. & WILLIAMS, J. B. W. *Manual de diagnóstico e estatística de distúrbios mentais*. São Paulo: Manole, 1989.

VYGOTSKY, L. S. *A formação social da mente*. 3. ed. São Paulo: Martins Fontes, 1989.

_____. *Pensamento e linguagem*. 2. ed. São Paulo: Martins Fontes, 1989a.

WERTSCH, J. V. *Vygotsky y la formación social de la mente*. Barcelona, Paidós, 1988.

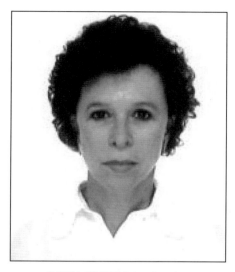

SYLVIA FREITAS MACHADO

Graduada em Fonoaudiologia pela PUC-SP, é mestre em Educação e doutora em Psicologia da Educação, também pela PUC-SP. Freqüentou numerosos cursos de extensão e aperfeiçoamento, palestras, conferências, seminários, encontros, congressos e simpósios; participou de grupos de estudo com temas variados e apresentou trabalhos em eventos científicos.

Durante 25 anos atuou como fonoaudióloga clínica, sempre atendendo crianças pequenas. Foi sócia-fundadora do berçário Fralda Molhada e assessora na Escola Viva, por 8 anos, capacitando professores e atuando em sala de aula.

Atualmente, faz atendimento psicopedagógico a bebês e crianças pequenas com necessidades especiais.

É consultora editorial nas áreas de fonoaudiologia e educação especial, além de trabalhar como *freelancer* em preparação de textos e revisão técnica nessas áreas. É professora do Curso Normal Superior na UNIVAP e exerce atividade administrativa como Coordenadora Geral da UNIP, câmpus de São José dos Campos.

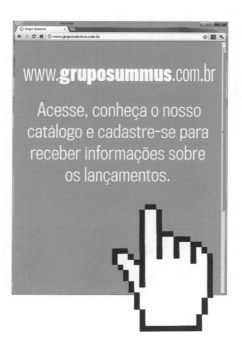

www.gruposummus.com.br